I0774148

ESERCIZI SOMATICI PER PRINCIPIANTI

La Guida Completa per la Perdita di Peso, la Riduzione dello Stress e il Benessere Emotivo

Merton Corey

Copyright:

Disclaimer:

INDICE

INTRODUZIONE...**4**

   BENEFICI DEGLI ESERCIZI SOMATICI.............................. 5

   SUGGERIMENTI CHIAVE SU COME ESEGUIRE GLI ESERCIZI............. 6

COME LEGGERE IL LIBRO PER OTTENERE RISULTATI MASSIMALI:...... 7

ESERCIZI..**9**

   STELLA A TERRA.. 9

   BABY STRETCH... 11

   ARCO A TERRA... 13

   AQUILA... 15

   ROCCIA IN MOVIMENTO...17

   COLLO E ANCHE... 19

   APERTURA PETTO.. 21

   ROTAZIONE A TERRA... 23

   ROTAZIONE ESTERNA.. 25

   APERTURA ADDUTTORI... 27

   SUPERMAN.. 29

   ESTENSIONE LATERALE.. 31

   ONDA.. 33

   TORSIONE..35

   CERCHIO RILASSANTE... 37

   CERCHIO DEL RAGNO..39

   STELLA GLUTE BRIDGE.. 41

   RILASCIO DELLO STRESS IN PIEDI................................. 43

   RAGNO IN PIEDI.. 45

   ALTALENA A CORPO INTERO.. 47

   COMPRESSIONE E DISTENSIONE..................................... 49

   APERTURA DELL`ENERGIA.. 51

   GINOCCHIO AL PETTO... 53

   NECK RELEASE.. 55

   APERTURA COMPLETA.. 57

   JUMPING JACKS... 59

   BURPEES... 61

   FIORE... 63

   APERTURA PLANK.. 65

PROGRAMMA DI 28 GIORNI...**67**

CONCLUSIONE...**83**

INTRODUZIONE

Gli esercizi somatici sono una pratica che può essere svolta ovunque; tutto ciò di cui hai bisogno sono un po' di spazio e un tappetino. Non richiede requisiti specifici o attrezzi costosi. La principale differenza tra gli esercizi somatici e altri tipi è che l'esercizio somatico è più simile a un'esperienza sensoriale. Si concentra su come ti senti mentre esegui l'esercizio e mira ad affrontare e liberarsi dalle sensazioni negative: bastano pochi minuti al giorno in modo coerente per ottenere i risultati desiderati.

Gli esercizi somatici mirano principalmente a risolvere traumi, dolori e tensioni attraverso movimenti relativamente facili e fluidi. In questo libro, gli esercizi sono stati studiati non solo per raggiungere questi obiettivi, ma anche per migliorare la forma fisica di una persona aumentando la flessibilità e la connessione con il proprio corpo. Ogni esercizio viene spiegato passo dopo passo, illustrando anche i benefici di ciascuno di essi.

Questo libro non vuole essere un semplice elenco di esercizi da fare; è importante sottolineare che concentrarsi sull'esperienza interna e sulle sensazioni durante la pratica è fondamentale. La maggior parte degli esercizi sono "Esercizi di Radicamento" che ti aiutano a sentirti connesso alla terra, favorendo il ripristino di energia positiva e il mantenimento di una vibrazione elevata. Idealmente, farli all'aperto su un tappetino funziona e li rende ancora più efficaci. Tuttavia, se fuori fa freddo e/o non hai facile accesso a un luogo tranquillo all'esterno della tua casa, sentiti libero di fare gli esercizi al chiuso (come mostrato nel libro).

BENEFICI DEGLI ESERCIZI SOMATICI

- **Riducono lo stress**

La pratica costante delle routine presentate nel libro aiuterà drasticamente a ridurre preoccupazioni e ansie. Ci sono molti casi di studio in cui le persone, dopo soli 7 giorni di allenamento, hanno rilevato un minor stato di ansia.

- **Aiutano nella perdita di peso**

Gli esercizi somatici sono ottimi non solo per liberare traumi e stress, ma anche per aiutare nella perdita di peso. Gli esercizi aiuteranno a migliorare il metabolismo riducendo i livelli di stress e rendendo i muscoli più tonici.

Seguire una dieta sana è estremamente importante per la perdita di peso.

- **Migliorano il rilassamento del corpo e della mente**

Molti esercizi specifici mirano ad allentare la tensione. Questo non solo ti farà sentire più calmo, ma migliorerà anche la postura e l'allineamento del corpo.

- **Aiutano a gestire efficacemente le emozioni negative**

Aiutano a lasciare andare: rabbia, disperazione e scoraggiamento.

- **Aumentano la consapevolezza**

Gli esercizi somatici ti aiuteranno a sentirti presente e ad aumentare la consapevolezza del tuo corpo, migliorandone la connessione con la mente. Ogni esercizio richiede concentrazione sia sul movimento del tuo corpo, sia sulla profonda rilassatezza.

- **Aumentano la flessibilità**

Questo è un bonus di cui ti accorgerai già dopo 7-14 giorni di esercizi, specialmente nell'area lombare e dell'anca. Si libererà la rigidità generale, lasciandoti una sensazione di benessere e di una maggiore energia.

SUGGERIMENTI CHIAVE SU COME ESEGUIRE GLI ESERCIZI

Questo libro ti mostrerà in dettaglio diversi esercizi per massimizzare i benefici e aiutarti a diventare la migliore versione di te stesso.

Quindi? Come eseguire questi movimenti? Poiché l'obiettivo iniziale delle pratiche somatiche è risolvere traumi e tensioni, è importante concentrarsi sul rilascio delle sensazioni negative.
Pertanto, ti suggerisco di:

- *Concentrarti sulle sensazioni:* è una pratica focalizzata sul "come ti senti". Come menzionato nell'introduzione, la distinzione tra l'allenamento somatico e altre pratiche risiede nella sua formazione attraverso esercizi sensoriali; non è solo 'movimento'!

- *Iniziare la sessione con un obiettivo specifico:* può essere 'Rilasciare lo stress,' 'Rilasciare la tensione,' 'Ridurre l'ansia,' o qualsiasi altro obiettivo tu abbia in mente. Tieni presente che, indipendentemente dal tuo obiettivo specifico, la pratica ti porterà benefici in molti modi. Tuttavia, è importante avere un obiettivo specifico in mente per affrontare l'esercizio con l'approccio giusto. Sulla base della mia esperienza, le persone che affrontano questi esercizi con un obiettivo specifico tendono a seguirli in modo più costante, ottenendo di conseguenza maggiori risultati.

- *Rilassare il tuo corpo:* indipendentemente dal tuo obiettivo specifico, rilassare muscoli, articolazioni e mente sono gli ingredienti necessari per vedere una trasformazione nella tua salute fisica e mentale.

COME LEGGERE IL LIBRO PER OTTENERE RISULTATI MASSIMALI:

L'ultima parte dell'introduzione spiega cosa sono gli esercizi somatici, i loro benefici e come eseguirli. Ora passiamo alla sezione sugli esercizi, seguita dal piano di allenamento.

La sezione delle attività comprende esercizi con immagini passo dopo passo e spiegazioni dettagliate su come eseguirli. All'interno di queste pagine, troverai tutto ciò che devi sapere su ogni singolo esercizio. Alla fine di ciascun di essi, potresti notare che la durata di determinate posizioni o il numero di ripetizioni e serie non viene specificato. Troverai queste informazioni nella sezione successiva. Ogni giorno richiede di eseguire gli esercizi in modo diverso dai giorni precedenti e il piano è strutturato per aumentare il numero di serie e ripetizioni strada facendo.

Nell'ultima sezione, scoprirai il piano di allenamento di 28 giorni. Segui diligentemente ogni giorno, non saltare gli allenamenti, mantieni la costanza e attieniti strettamente al piano giornaliero. Seguiranno risultati garantiti!

Hey! Prima di iniziare con gli esercizi somatici e il Piano di 28 Giorni

Se hai dubbi, domande o semplicemente desideri fornire un feedback, non esitare a inviare un'email a **mertoncoreyfitness@gmail.com**

Sarò felice di aiutarti a massimizzare i tuoi risultati!

ESERCIZI

STELLA A TERRA

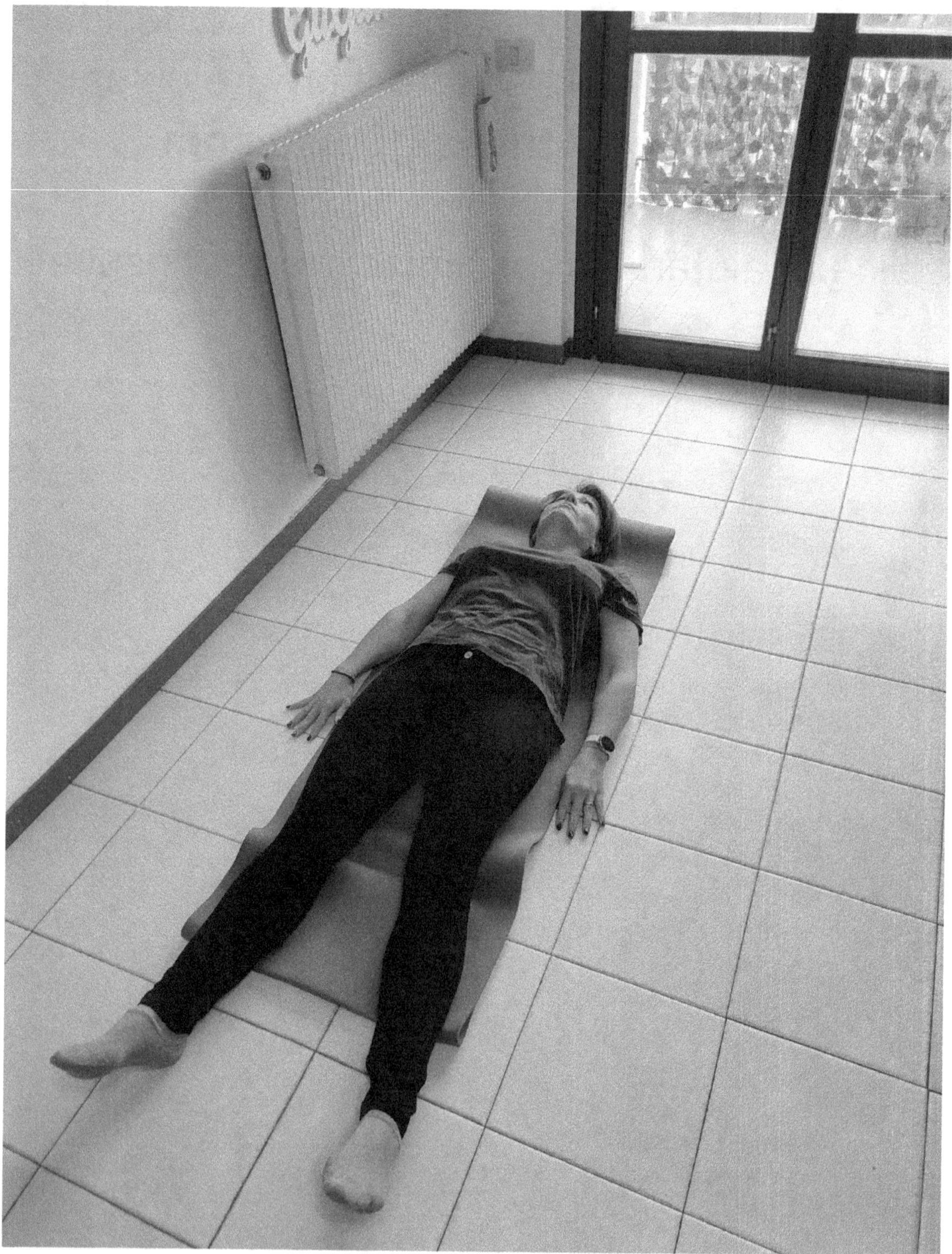

Concentrati sulla respirazione e sulle sensazioni del corpo.

Benefici:

Questo esercizio è fondamentale per prepararsi alla sessione. È importante sentirsi rilassati e stabilire una connessione con il proprio corpo. Concentrati sulla respirazione profonda e rilassa le zone che senti tese. Questo esercizio dovrebbe essere praticato per la durata corrispondente ad almeno 10 respiri profondi. Lascia andare pensieri e preoccupazioni. Questo esercizio deve essere eseguito all'inizio di ogni sessione.
(Verrà menzionato anche nella sezione del Piano di 28 Giorni).

Come eseguirlo:

- Distenditi sulla schiena con le gambe più aperte rispetto alla larghezza delle spalle e le braccia ai lati del corpo.
- Concentrati sulla tua respirazione, rilassa il corpo e sii presente nel momento.
- Presta attenzione alle parti che toccano il tappetino, notando eventuali tensioni o rigidità. Sii consapevole della curva della tua colonna vertebrale. Nota le tue gambe e trova la posizione più comoda per i tuoi piedi.
- Inspirando dal naso ed espirando dalla bocca profondamente almeno 10 volte. Se ti senti particolarmente teso, sentiti libero di prolungare questo esercizio per una maggiore durata.

BABY STRETCH

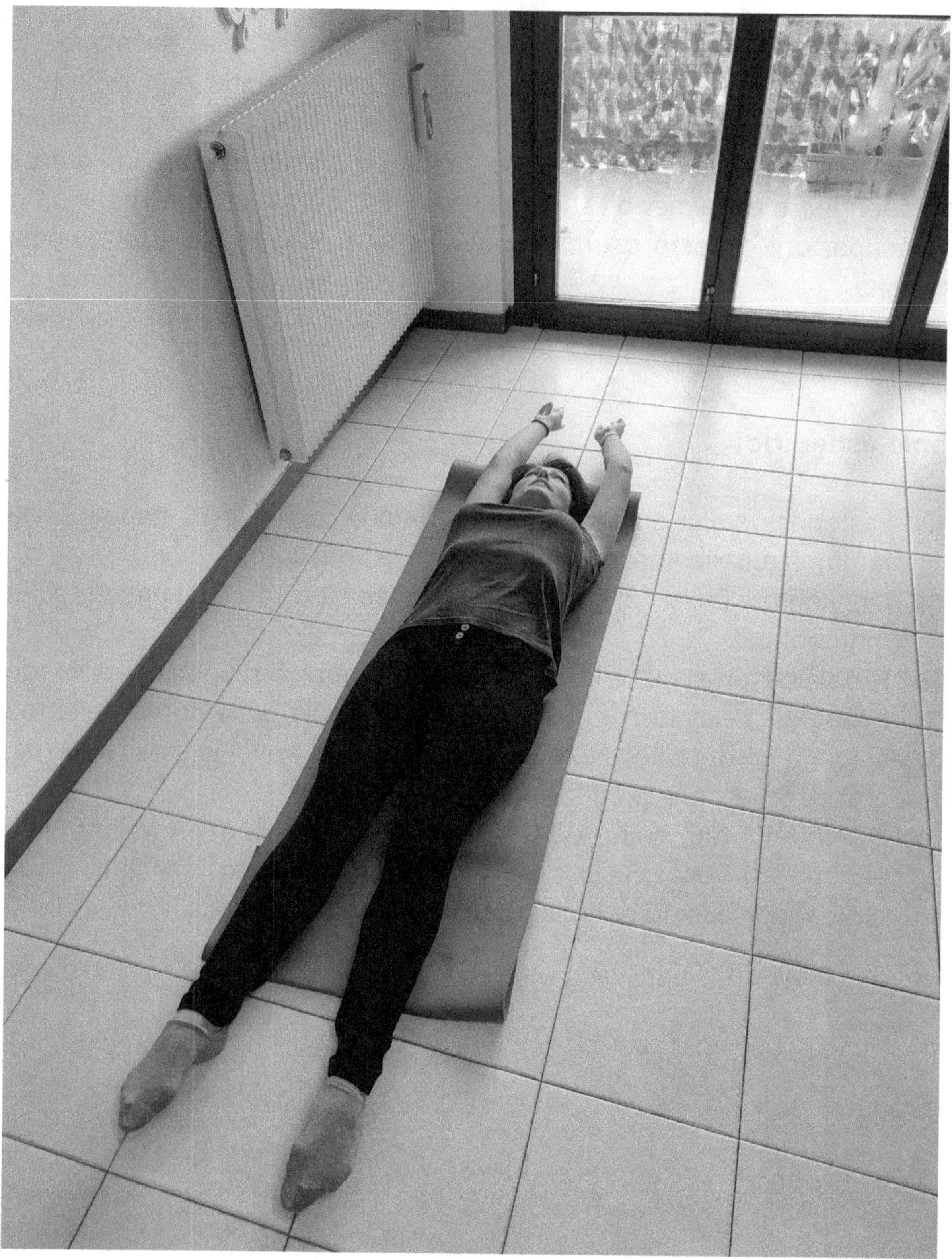

Distendi le gambe e le braccia per il numero di ripetizioni indicato.

Benefici:

È un ottimo esercizio per allungare il corpo e rilasciare tutte le tensioni che si avvertono. Lo stress e i traumi che abbiamo vissuto tendono a irrigidire i nostri muscoli. Facendo questo esercizio, rilasci quelle emozioni negative e ottieni energia. Si tratta di un esercizio basilare che fanno anche i bambini. È estremamente naturale, o almeno dovrebbe farti sentire così. Se non ti senti naturale non preoccuparti, significa che questo esercizio ti aiuterà enormemente a liberare quelle emozioni negative. Nel tempo, ti sentirai maggiormente a tuo agio nell'eseguirlo. Infine, aiuta a migliorare la postura e l'allineamento del corpo.

Come eseguirlo:

- Distenditi sulla schiena, con le gambe più aperte rispetto alla larghezza delle spalle e con le braccia dritte vicino al corpo.
- Successivamente, stendi le braccia sopra la testa e fai dello stretching, come mostrato nell'immagine. Allo stesso tempo, stendi le gambe e i piedi come se stessi cercando qualcosa. Sentirai un completo stiramento nel corpo, come un bambino appena sveglio. Mantieni la posizione per circa 5 secondi.
- Torna alla posizione di partenza, rilasciando lo stiramento e ripeti l'esercizio per il numero di volte indicato.

ARCO A TERRA

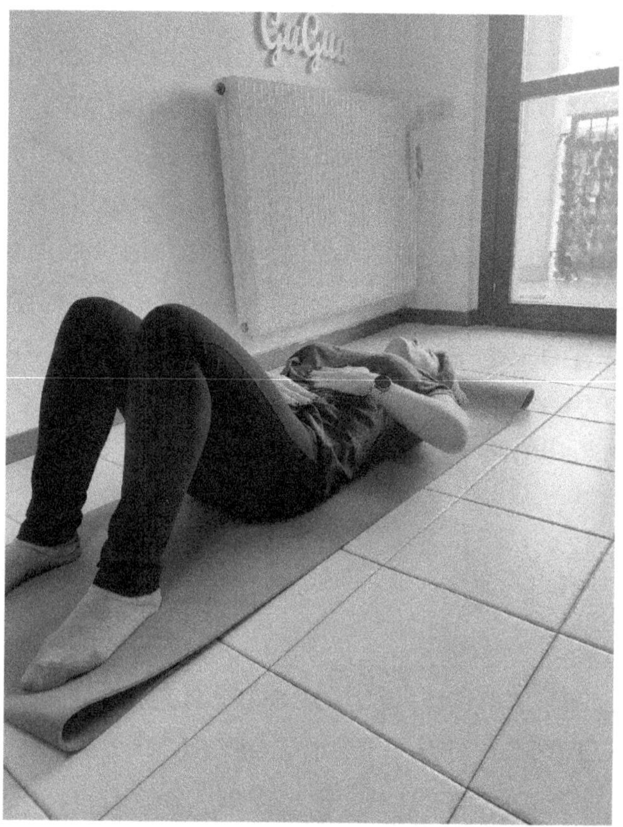

Step 1 - Contrai la parte bassa della schiena a terra e espira dalla bocca.

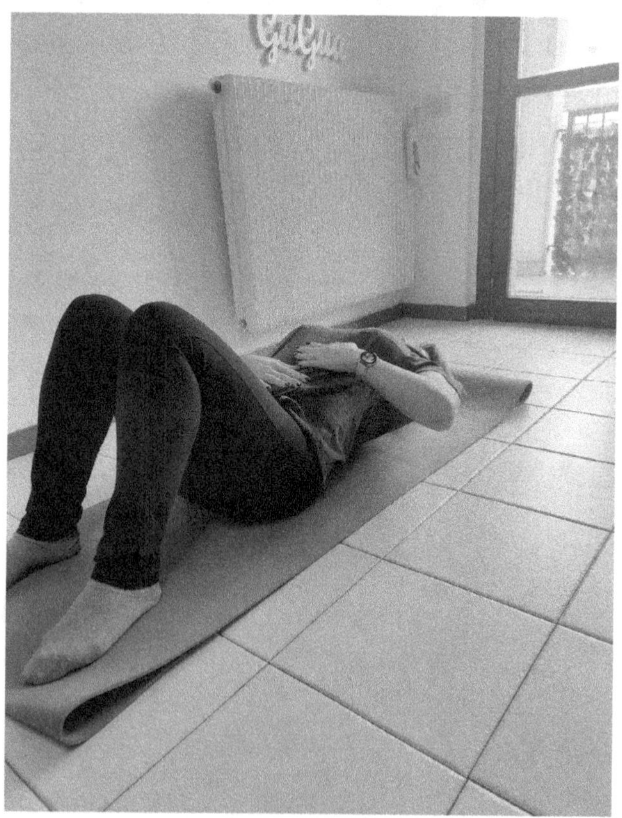

Step 2 - Rilassa la parte bassa della schiena e inspira dal naso (Espandi delicatamente l'area addominale e il petto).

Benefici:

Un ottimo esercizio per aumentare la connessione con il bacino e la parte bassa della schiena. Lo scopo dell'esercizio è aiutarti a concentrarti sul respiro in una situazione diversa. Inspira mentre ti sollevi ed espira mentre ti rilassi. Per ottenere i migliori risultati, ti consiglio di lasciare andare qualsiasi preoccupazione o tensione che potresti avere durante l'espirazione per ottenere i migliori risultati.

Come eseguirlo:

- Distenditi sulla schiena con le gambe piegate e i piedi completamente a terra. Posiziona la mano sinistra nella parte inferiore del petto e la mano destra sul bacino, come mostrato.
- Contrai il bacino verso il pavimento e espira completamente dalla bocca.
- Successivamente, rilascia la tensione nel tuo core e inspira dal naso.
- Mantieni ogni posizione per circa 5 secondi. Ripeti questo movimento per il numero di ripetizioni indicato.

AQUILA

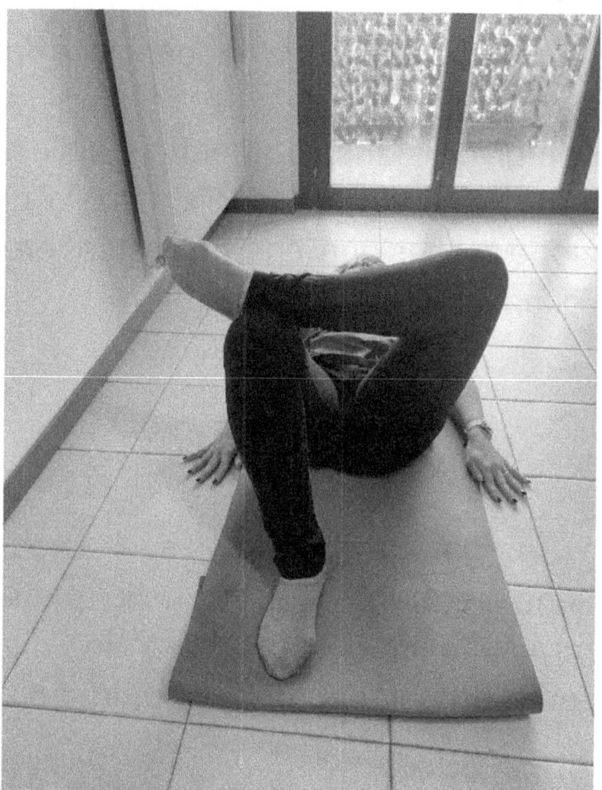

Step 1 - Posizione iniziale, piede destro a terra e gamba piegata, con piede sinistro appoggiato sul ginocchio destro.

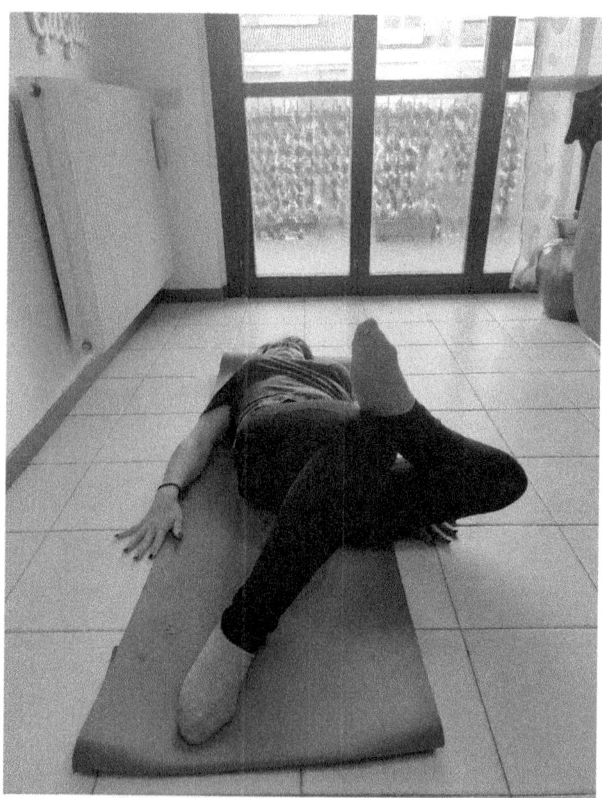

Step 2 - Ruota i fianchi verso il lato sinistro. Quindi ripeti il movimento dall'altro lato, alternando le gambe.

Benefici:

Un ottimo esercizio per aumentare la mobilità della parte inferiore del corpo e della schiena. Rilassa tutti i muscoli durante l'esercizio, specialmente durante l'espirazione. Espira tutta la tensione che stai portando con te.

Come eseguirlo:

- Distenditi sulla schiena. Piega la gamba destra con il piede completamente a terra. Piega anche la gamba sinistra, posizionando la parte esterna della caviglia sinistra contro il ginocchio destro. Dovresti sentire uno stiramento leggero sul gluteo sinistro. Mantieni le braccia leggermente aperte sul pavimento.
- Mantieni la schiena a terra mentre ruoti i fianchi verso il lato sinistro, spingendo la caviglia sinistra verso il pavimento per portare la gamba destra rilassata verso sinistra, come mostrato nel Step 2.
- Ricorda di concentrarti sulla respirazione. Poi torna nella posizione di partenza e ripeti dall'altro lato - alterna le gambe mentre lo fai - piede destro sul ginocchio sinistro.

ROCCIA IN MOVIMENTO

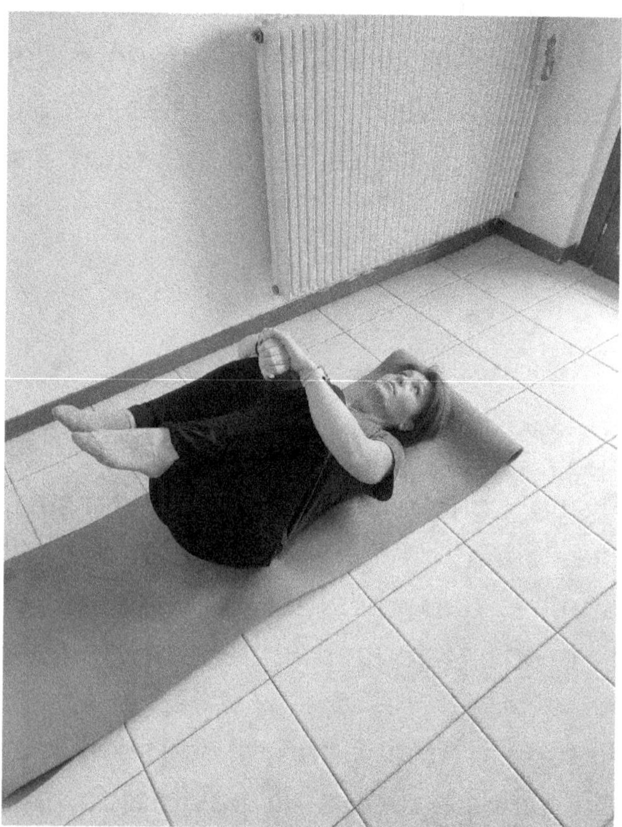

Step 1 - Posizione di partenza, tieni le ginocchia.

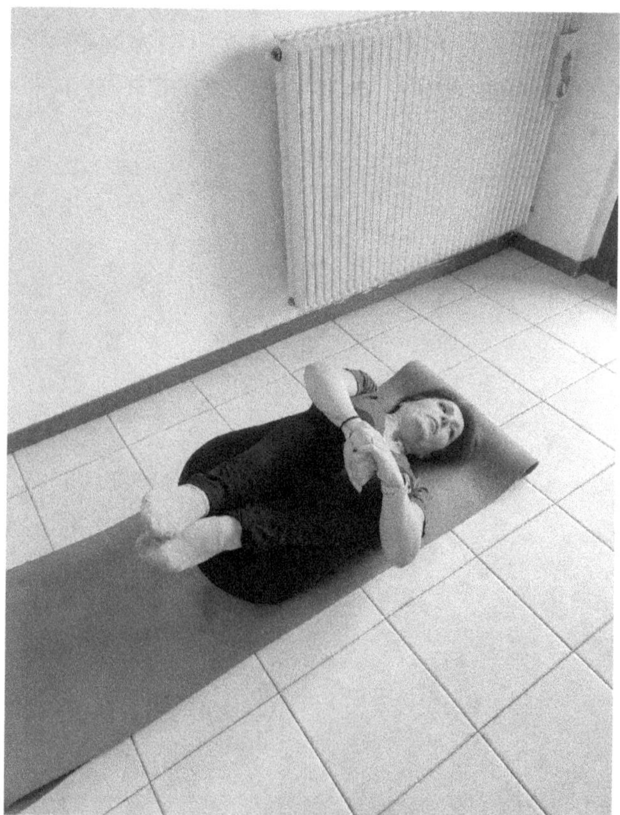

Step 2 - Bilanciati delicatamente da un lato. Poi, lentamente, verso l'altro.

Benefici:

Questo esercizio mira a migliorare il tuo equilibrio e la flessibilità. Richiede anche un po' di forza nel core. Questo esercizio rilascia tensione e stress nella parte bassa della schiena, rendendolo ottimo per prevenire il mal di schiena e migliorare eventuali fastidi preesistenti. Concentrarsi sulla resa e sul lasciarsi andare aiuterà a liberare stress e rigidità.

Come eseguirlo:

- Distenditi sulla schiena e porta le ginocchia al petto, come mostrato nella prima immagine.
- Bilancia dolcemente il corpo da un lato all'altro mantenendo l'equilibrio. Dovrebbe risultare piacevole e facile. Assicurati che la tua colonna vertebrale resti a contatto con il tappetino durante tutto l'esercizio.
- Continua ad alternare i movimenti da un lato all'altro - Sii delicato e lento per massimizzare l'efficacia.
- Ripeti l'esercizio per il tempo indicato.

COLLO E ANCHE

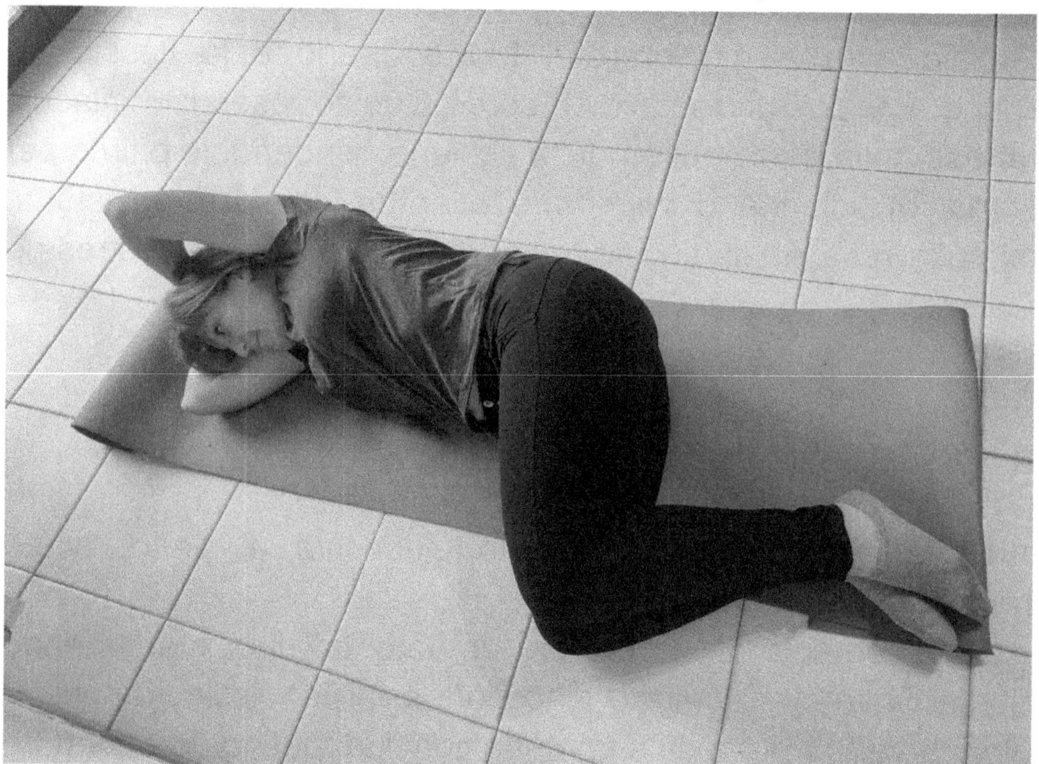

Step 1 - Posizione di partenza. Distenditi sul fianco con le ginocchia piegate. Posiziona la mano destra tra la testa e il tappetino.

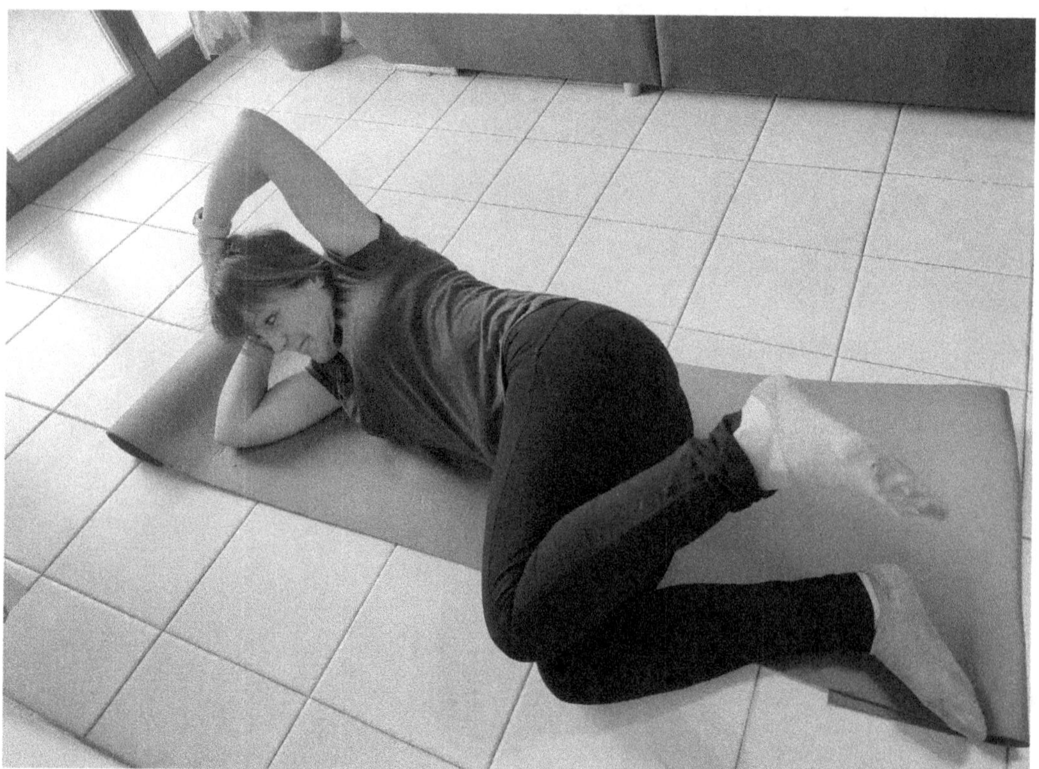

Step 2 - Posizione finale, stendi il lato destro del collo sollevandolo con la mano sinistra. Inoltre, solleva la gamba sinistra tenendo le ginocchia unite.

Benefici:

Questo esercizio aumenta la forza e la flessibilità del collo e dei fianchi. È molto utile per migliorare la coordinazione e utilizzare muscoli spesso trascurati nella vita quotidiana. Migliora la stabilità nei fianchi e allevia il dolore nella zona del collo, della parte bassa della schiena e dei fianchi.

Come eseguirlo:

- Inizia sdraiato sul fianco in posizione fetale, disteso sul lato destro con le ginocchia piegate a circa 90 gradi. Posiziona la mano destra tra la guancia destra e il tappetino e lascia che la mano sinistra vada sopra la testa. Rilassati e respira - Vedi Step 1.
- Poi, solleva la testa con la mano sinistra per allungare il lato destro del collo. Allo stesso tempo, solleva il caviglia sinistra il più possibile mantenendo unite le ginocchia. Mantieni la posizione per 2 secondi.
- Infine, torna alla posizione di partenza e ripeti questo movimento per il numero di volte specificato.
- Alla fine, esegui l'esercizio dall'altro lato.

APERTURA PETTO

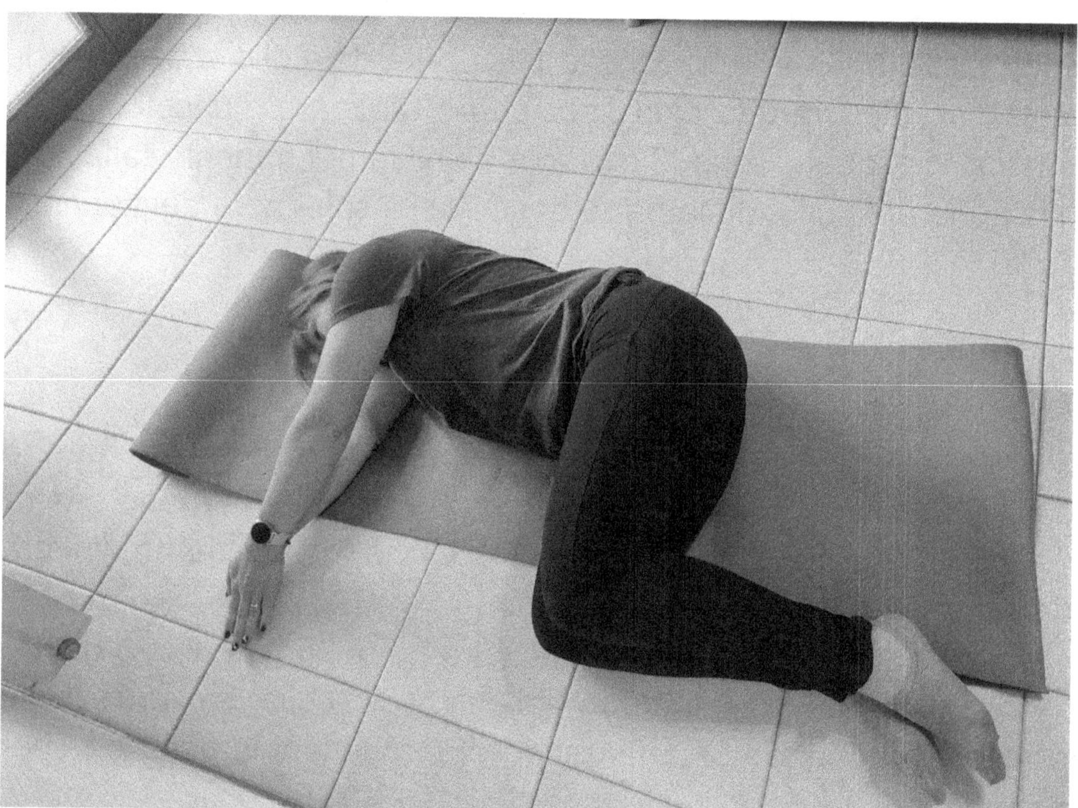

Step 1 - Posizione di partenza, sdraiati sul fianco con le ginocchia piegate e le braccia davanti a te.

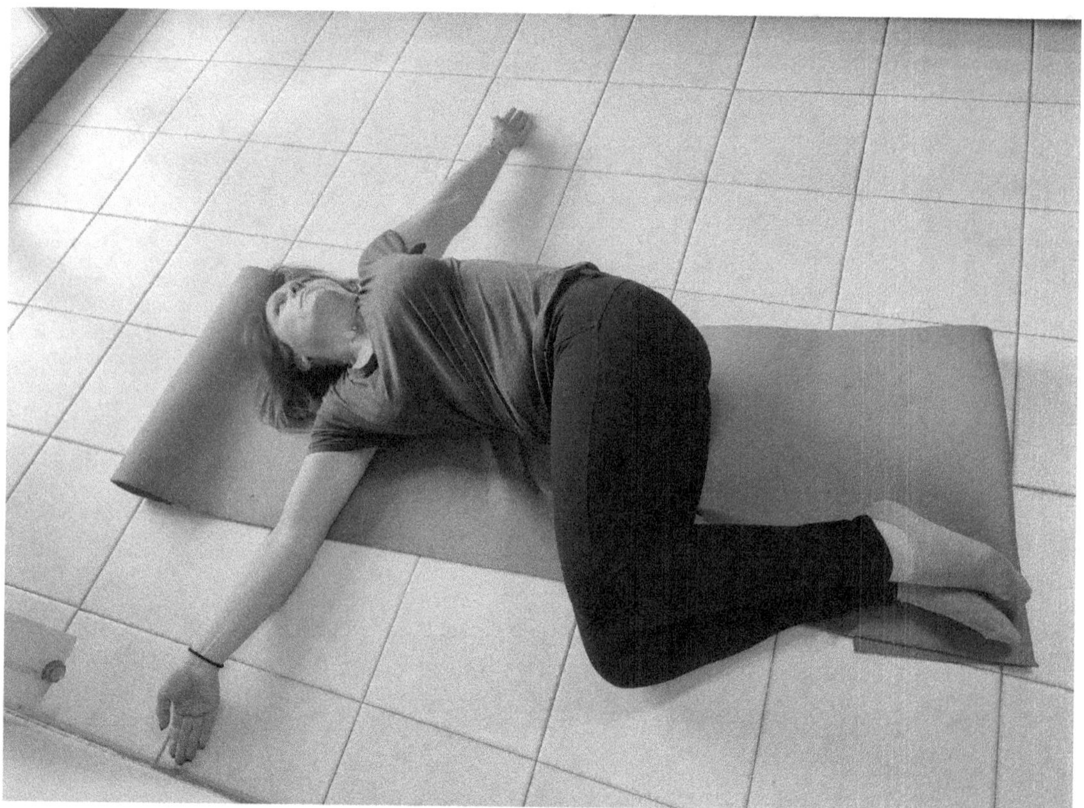

Step 2 - Posizione finale aprendo il corpo verso il lato sinistro.

Benefici:

Questo esercizio aumenta la flessibilità del petto e delle spalle migliorando la coordinazione. Ricorda di concentrarti sulla respirazione durante l'esercizio. È un ottimo modo per rilasciare tensioni nella parte superiore del corpo. Concentrati nel respirare per rilasciare qualsiasi tensione. Inoltre, aiuta a migliorare la postura e l'allineamento del corpo.

Come eseguirlo:

- Inizia sdraiandosi a terra in posizione fetale, disteso sul lato destro. Stendi il braccio e la mano destra sul pavimento davanti a te, posizionando la mano sinistra sopra di essi, come mostrato nel Step 1.
- Immagina quindi di disegnare un semicerchio con la mano sinistra nell'aria. Apri il petto mantenendo la mano destra a terra e porta l'altra mano sul pavimento sul lato opposto. Quest'azione ti aiuterà ad 'aprire' il petto. Mantieni la posizione per la durata di un respiro profondo.
- Torna alla posizione di partenza e ripeti per il numero di volte specificato.
- Infine, ripeti lo stesso movimento sul lato opposto, sdraiandoti sul lato sinistro.

ROTAZIONE A TERRA

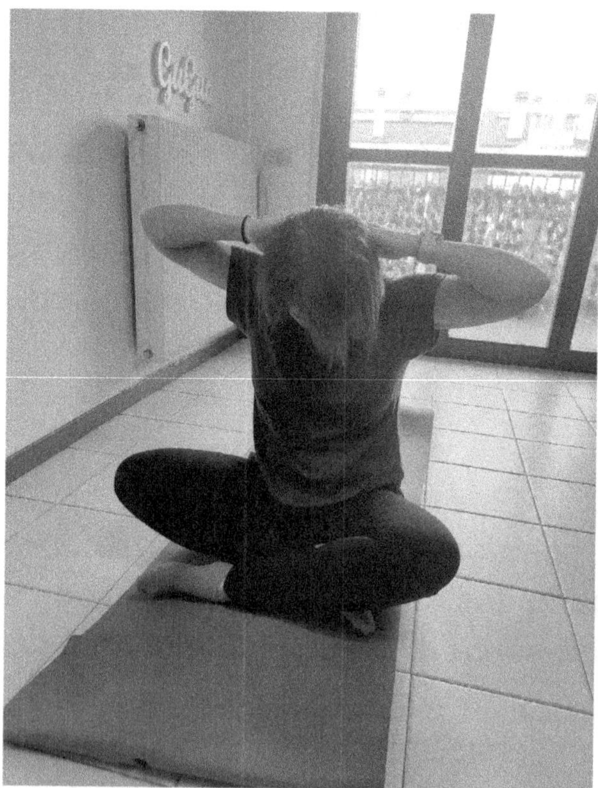

Step 1 - Siediti sul tappetino e posiziona il mento verso il basso.

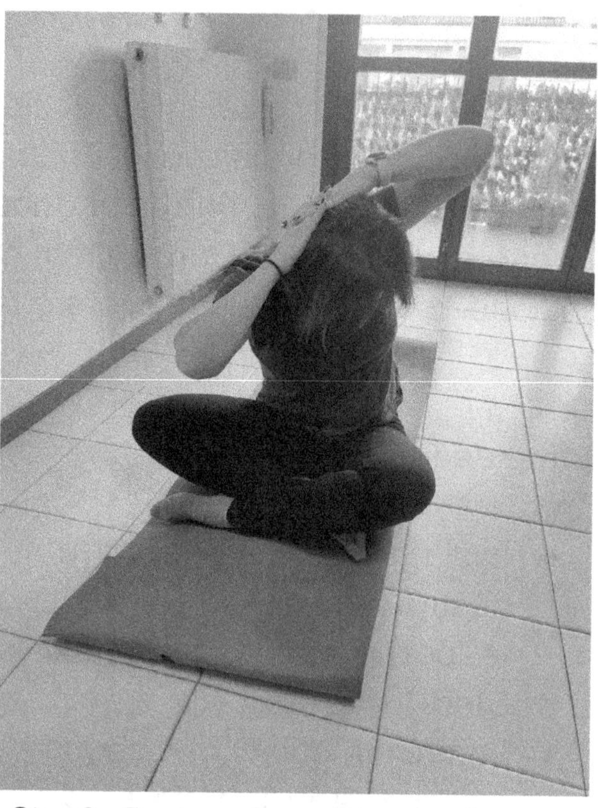

Step 2 - Ruota verso un lato e inspira mentre lo fai.

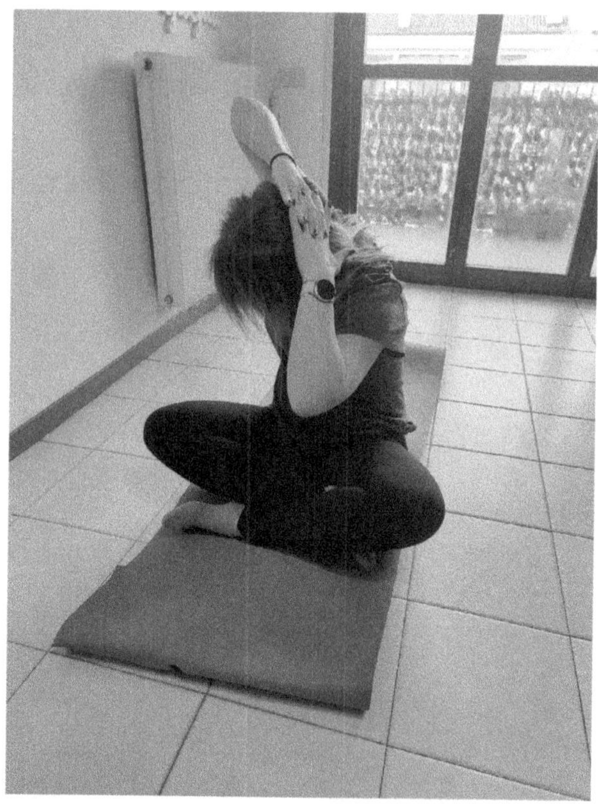

Step 3 - Infine, ruota verso l'altro lato.

Benefici:

Un ottimo esercizio per lasciar andare lo sconforto e il malumore. Questi sentimenti si manifestano spesso nel collo e nella parte superiore del corpo, avendo un impatto negativo sulla flessibilità della parte superiore. Se non vengono rilasciati prontamente, possono causare stress e dolore. Questa posizione risulta essere benefica anche per la salute delle ginocchia.

Come eseguirlo:

- Prima di tutto, siediti sul tappetino con le gambe incrociate e la schiena dritta. Posiziona entrambe le mani dietro la testa, come mostrato nella prima immagine.
- In seguito, abbassa delicatamente la testa finché il mento non tocca la clavicola. Trova una posizione comoda.
- Lentamente, mantenendo le mani dietro la testa, gira il volto verso sinistra inspirando. Sentirai uno stiramento sui lati e sul collo - Vedi Step 2.
- Torna alla posizione di partenza espirando.
- Quindi, ripeti il movimento dall'altro lato. Questo completa una ripetizione.
- Ripeti per il numero di volte specificato.

ROTAZIONE ESTERNA

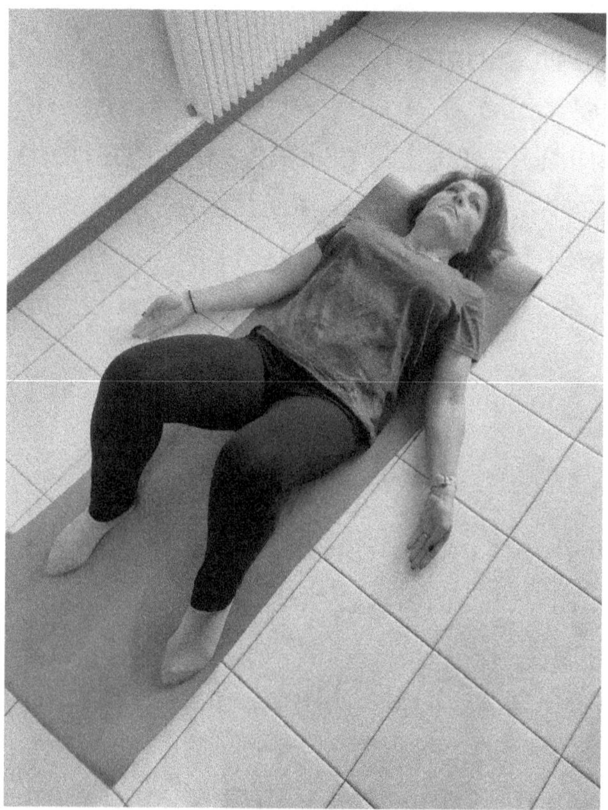

Step 1 - Metti i palmi delle mani rivolti verso l'interno e rilassa il corpo.

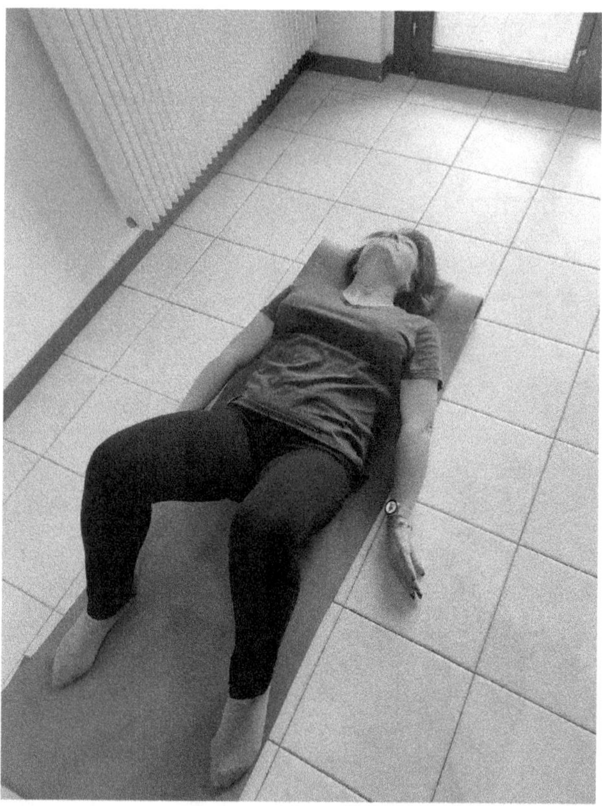

Step 2 - Muovi i palmi verso l'esterno, ruota gli avambracci esternamente e inclina il mento verso l'alto - espira mentre lo fai.

Benefici:

Questo esercizio migliora la flessibilità e la mobilità delle spalle. Inizialmente l'esecuzione dell'esercizio potrebbe non essere facile e naturale. Una volta praticata e compresa appieno la dinamica dell'esercizio, ne noterai i benefici. Assicurati di sentirti rilassato mentre fai l'esercizio. Evita di irrigidire il corpo in quanto potrebbe aumentare la tensione già presente nel corpo.

Come eseguirlo:

- Distenditi sulla schiena con le gambe piegate e i piedi completamente a terra. Mantieni le braccia leggermente più larghe rispetto alle anche. Muovi i palmi verso l'interno e inspira dal naso mentre lo fai.
- Successivamente, ruota le braccia e i palmi delle mani verso l'esterno mentre il mento si inclina in direzione del soffitto durante l'espirazione.
- Quindi, torna alla posizione di partenza.
- Ripeti questo per il numero di volte specificato.

APERTURA ADDUTTORI

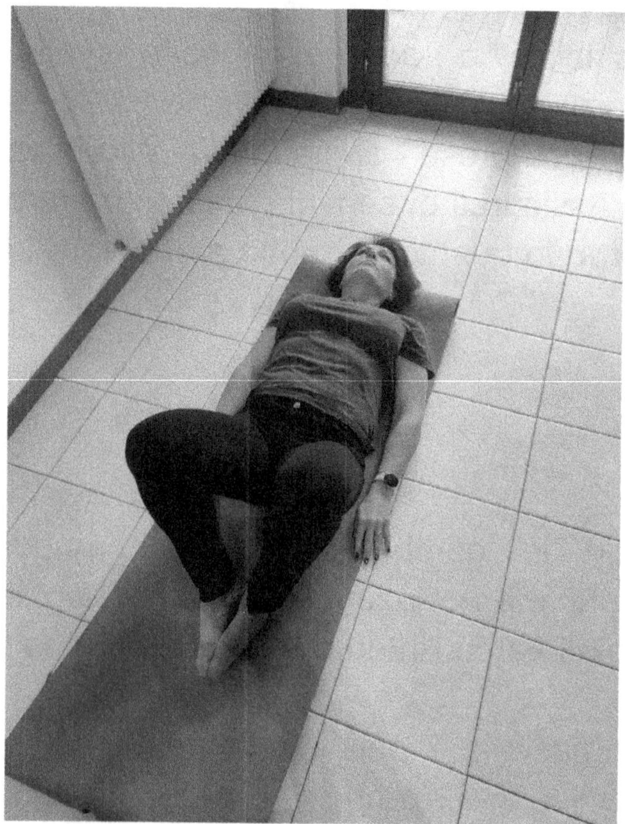

Step 1 - Posizione di partenza con le gambe vicine.

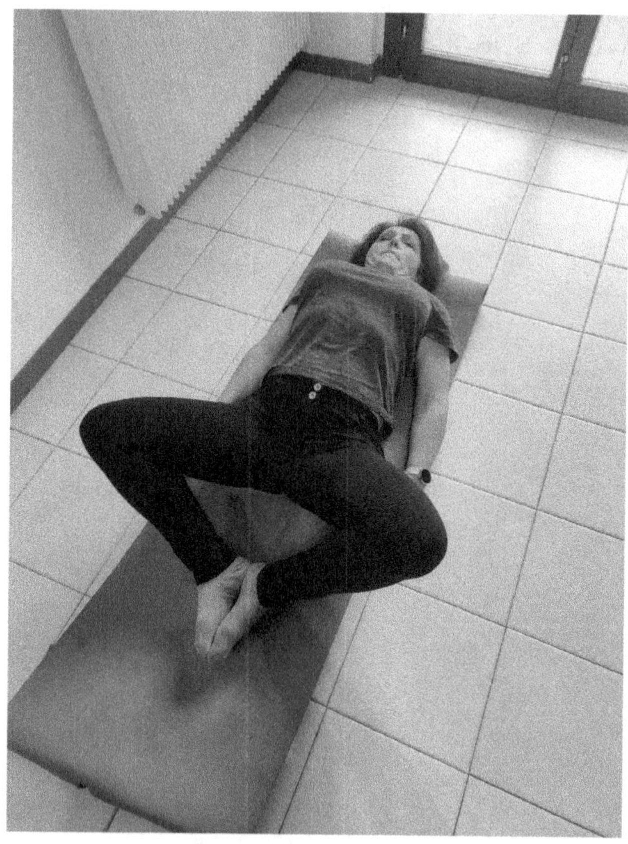

Step 2 - Posizione finale lasciando che le ginocchia si abbassino lateralmente.

Benefici:

Questo è un ottimo esercizio per aumentare la flessibilità e la mobilità degli adduttori e della parte bassa della schiena. Rimanere rilassati e concentrarsi sulla respirazione ti permetterà di eseguire i movimenti senza contrarre il corpo. Questo esercizio contribuisce significativamente al miglioramento della postura.

Come eseguirlo:

- Distenditi sulla schiena con le gambe piegate e i piedi completamente a terra. Mantieni le braccia ai lati del corpo.
- Espirando, lascia che le ginocchia scendano verso l'esterno fino a che le piante dei piedi non si tocchino.
- Inspirando, torna alla posizione di partenza.
- Ripeti questo esercizio per il numero di volte specificato.

SUPERMAN

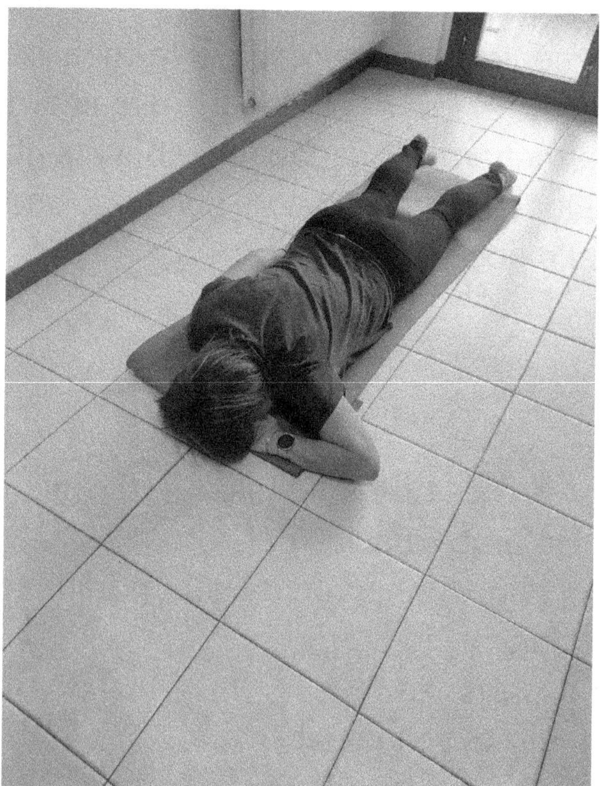

Step 1 - Disteso/a con la guancia destra sul tappetino, con il viso rivolto verso il gomito sinistro.

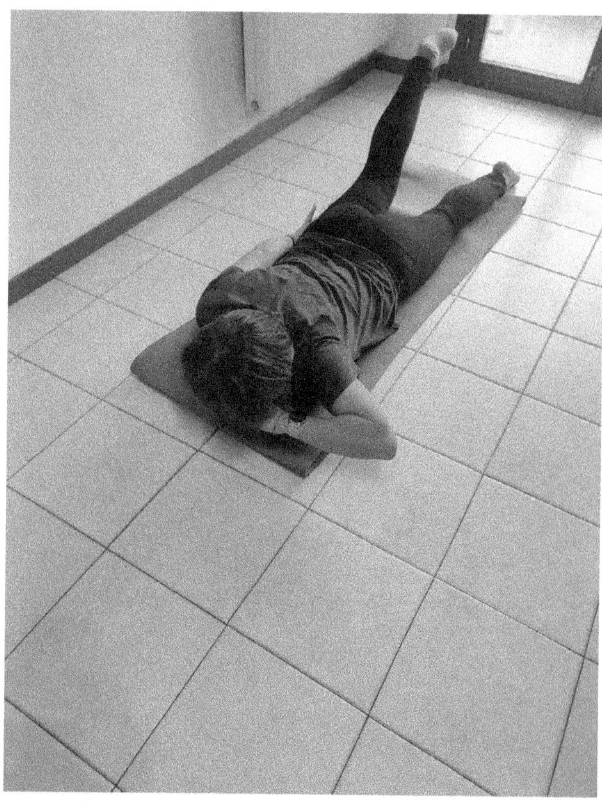

Step 2 - Solleva la gamba destra e il braccio sinistro. Esegui il numero di ripetizioni indicato, poi esegui sull'altro lato *(guancia sx sul tappetino e solleva gamba sx e braccio dx)*.

Benefici:

Questo esercizio aumenta la forza della parte superiore della schiena e dei glutei. Migliora la connessione con il corpo migliorando la coordinazione. È un esercizio molto utile per la postura e per rinforzare quei muscoli spesso trascurati.

Come eseguirlo:

- Rilassati a pancia in giù, distendi le gambe e posiziona la guancia destra sul tappetino con la mano sinistra rivolta verso il basso. Il gomito sinistro dovrebbe essere rilassato accanto al viso. Mantieni il braccio destro vicino al tuo lato destro - per ulteriori dettagli, guarda la prima immagine.
- Inspirando, solleva il collo e il braccio sinistro, consentendo alla mano sinistra di toccare la guancia destra. Allo stesso tempo, solleva la gamba destra e mantieni la posizione per 3-5 secondi.
- Espirando, torna alla posizione di partenza. Ripeti l'esercizio per il numero di ripetizioni specificato.
- Infine, ripeti sul lato opposto (sollevando la gamba sinistra e il braccio destro, rivolgendo il tuo sguardo al braccio destro con la guancia sinistra a contatto con il tappetino/cuscino).

ESTENSIONE LATERALE

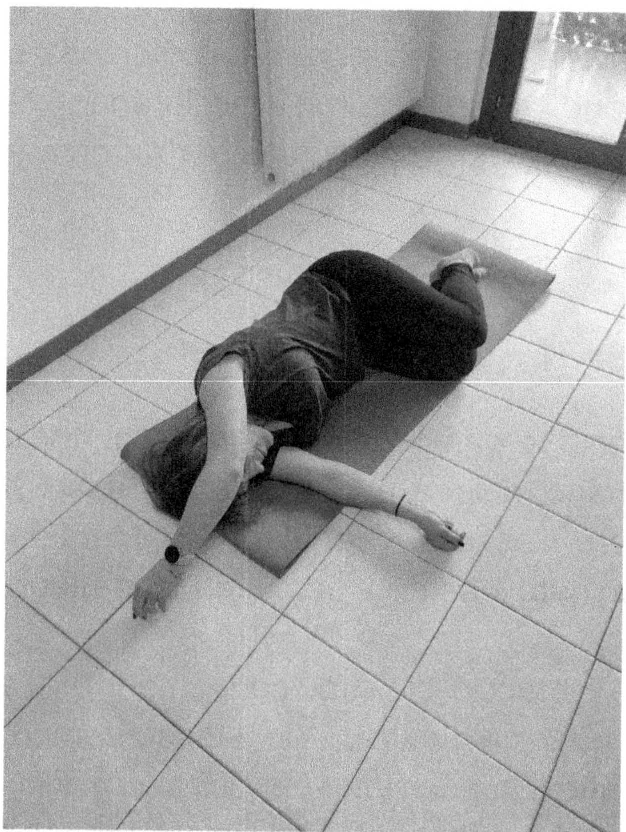

Step 1 - Sdraiati sul fianco destro.

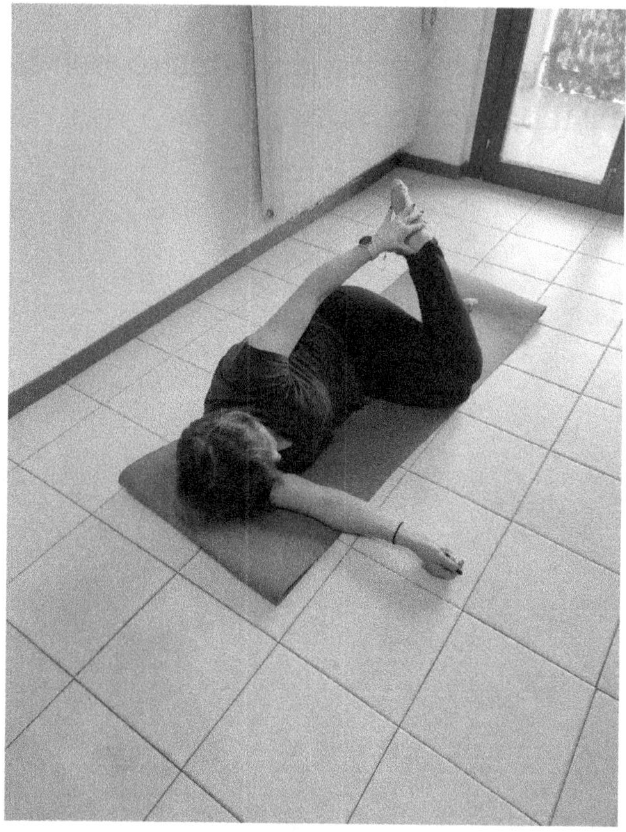

Step 2 - Tocca la caviglia con la mano sinistra. Ripeti per le ripetizioni date. Poi, cambia lato.

Benefici:

Questo è un esercizio che si concentra sul movimento e sulla fluidità di un gesto raramente eseguito nella vita quotidiana. Questo movimento non richiede un particolare livello di forza o mobilità, quindi è considerato relativamente facile. Evita di irrigidire i muscoli durante l'esercizio concentrandoti sulla respirazione controllata e rilassata. Per massimizzare l'efficacia, esegui l'esercizio lentamente e senza interruzioni - le espirazioni devono essere sempre più lunghe delle inspirazioni.

Come eseguirlo:

- Inizia sdraiato sul fianco in posizione fetale, disteso sul lato destro con le ginocchia piegate a circa 90 gradi. Posiziona il braccio destro davanti a te. Stendi il braccio sinistro sopra la testa, completamente disteso - Vedi Step 1 per ulteriori dettagli.
- Solleva la testa mentre sollevi la caviglia sinistra il più possibile e cerca di toccarla con la mano sinistra come mostrato nel Step 2 - Mantieni le ginocchia unite mentre lo fai.
- Una volta toccata la caviglia con la mano, torna alla posizione di partenza e ripeti questo movimento per il numero di volte specificato.
- Infine, esegui l'esercizio sul lato opposto.

ONDA

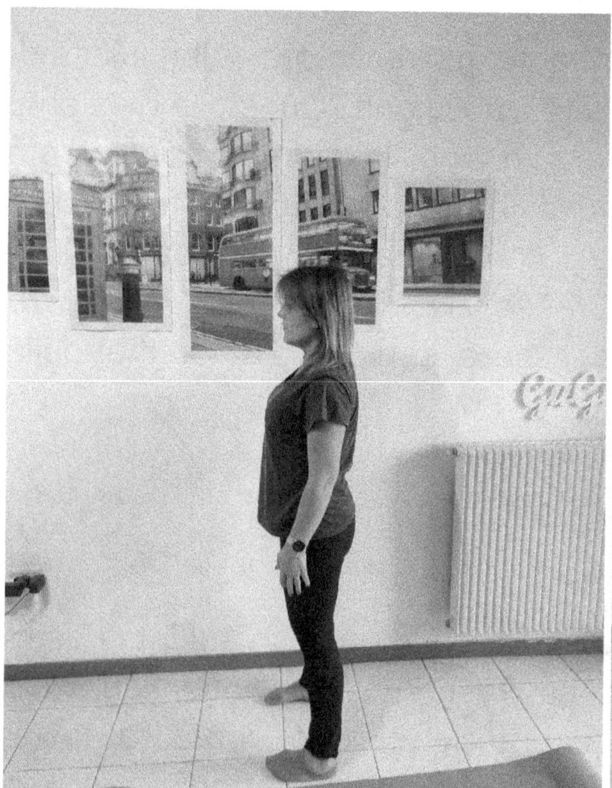

Step 1 - Posizione di partenza in piedi.

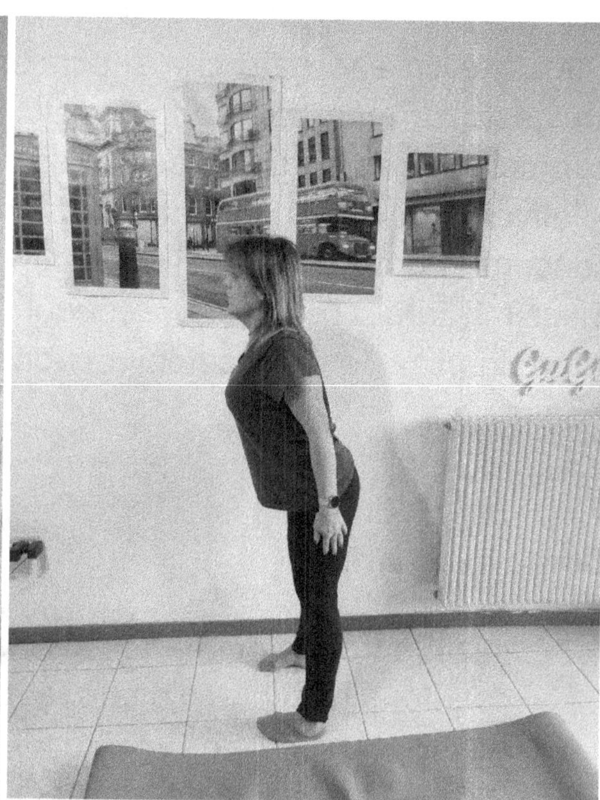

Step 2 - Muovi delicatamente il torace in avanti.

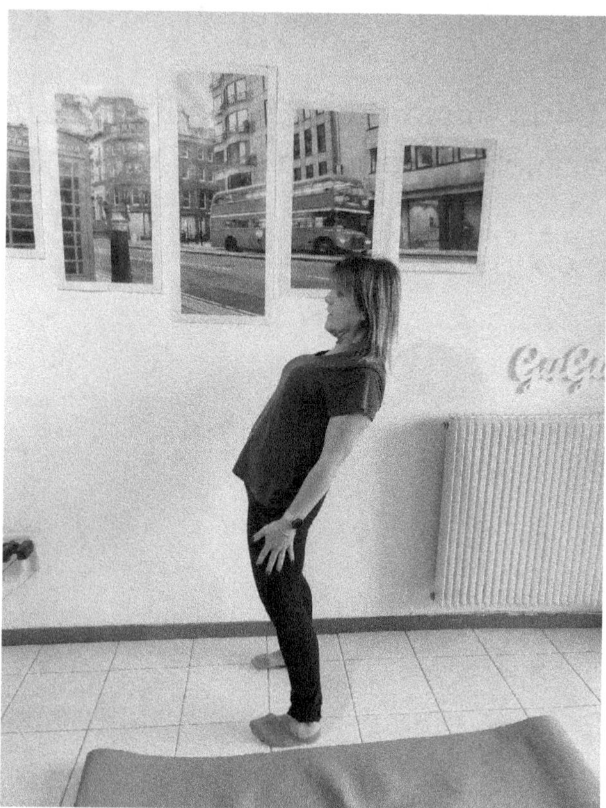

Step 3 - Torna alla posizione di partenza e sporgi delicatamente il bacino/ventre in avanti. Continua a ripetere la sequenza.

Benefici:

Questo esercizio è ottimo per migliorare la mobilità e la flessibilità della colonna vertebrale, prevenendo dolore e rigidità. Con la pratica, il movimento diventerà sempre più fluido; ci vuole esercizio per padroneggiarlo. È uno dei migliori esercizi per la salute della schiena e per migliorare la connessione con il corpo.

Come eseguirlo:

- Inizia in posizione eretta con le braccia lungo i fianchi e mantenendo tutto il corpo dritto.
- Successivamente, spingi in avanti la parte superiore del torace.
- Poi, torna alla posizione di partenza mentre muovi in avanti il ventre, come mostrato nel Step 3.
- Si tratta di un movimento molto fluido. Ripeti per la durata specificata.

Note:

Muovi la tua colonna vertebrale come se fosse un'onda, portando avanti alternativamente il torace e il ventre.

TORSIONE

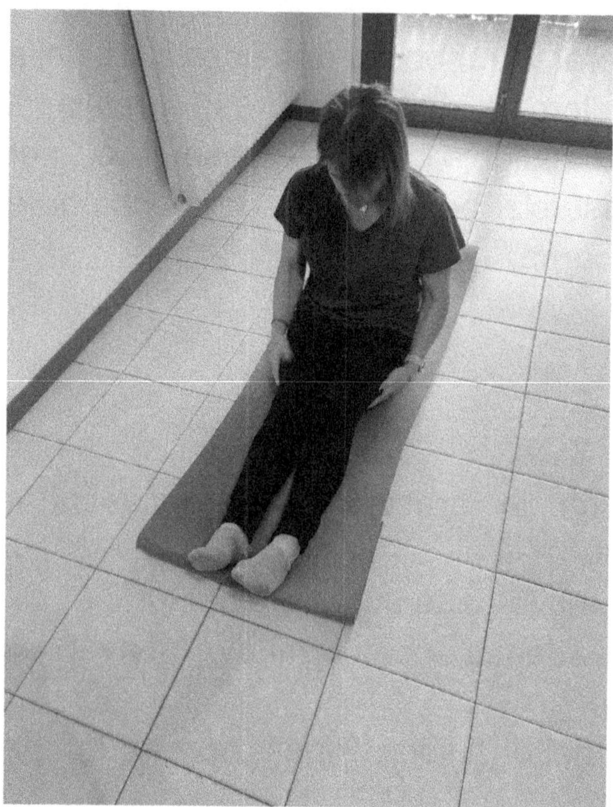

Step 1 - Siediti sul tappetino con le gambe distese davanti a te e la schiena dritta.

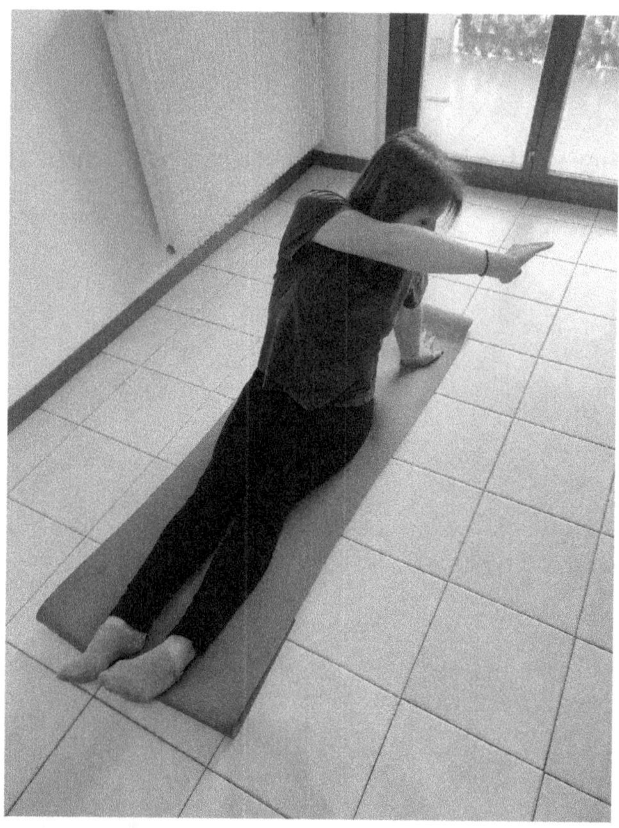

Step 2 - Allunga indietro con il braccio destro e ruota il busto. Poi, ripeti sul lato opposto.

Benefici:

Questo esercizio aumenta la mobilità e la flessibilità della schiena e delle spalle. È importante mantenere tutto il corpo rilassato e tenere le gambe nella stessa posizione mentre ruoti la schiena, la testa e un braccio. Mantieni l`altro braccio a terra per mantenere l'equilibrio.
Fai un profondo respiro espirando mentre mantieni lo stiramento per rilasciare completamente le tensioni e il trauma. Concentrarsi su questo aspetto aumenterà significativamente la quantità di stress liberata.

Come eseguirlo:

- Siediti sul tappetino con le gambe distese davanti a te.
- Ruota la schiena verso il lato sinistro mantenendo le gambe nella stessa posizione. Appoggia la mano sinistra a terra e allunga indietro con la mano destra.
- Torna alla posizione di partenza e ripeti sul lato opposto. Alterna le ripetizioni come indicato nel piano di 28 giorni.

CERCHIO RILASSANTE

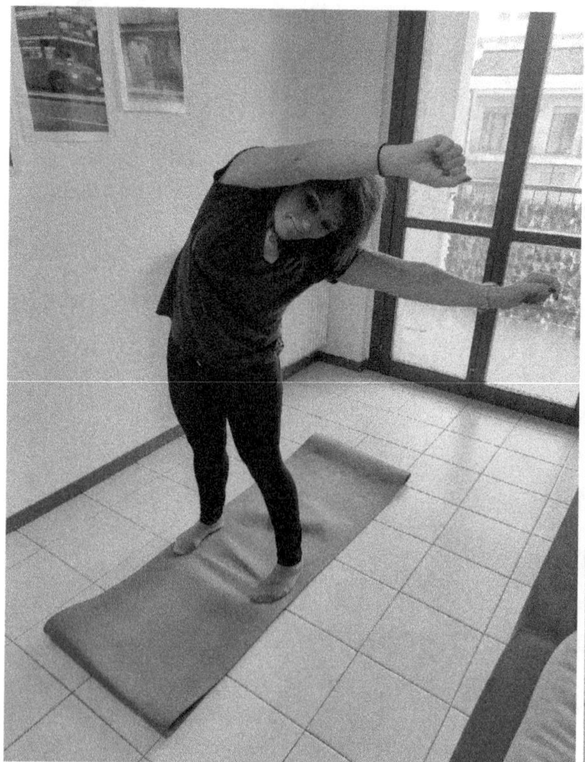

Step 1 - Inizia piegandoti verso il lato sinistro.

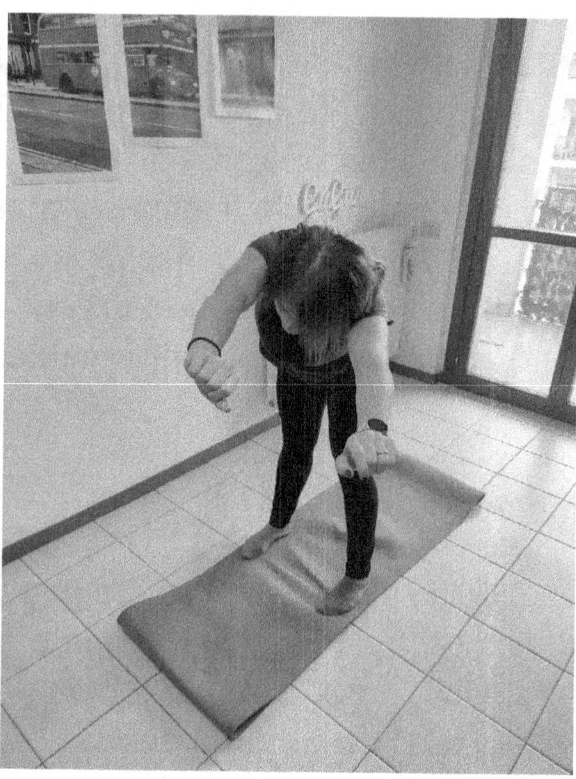

Step 2 - Piegati in avanti, continuando a pendere verso il lato sinistro.

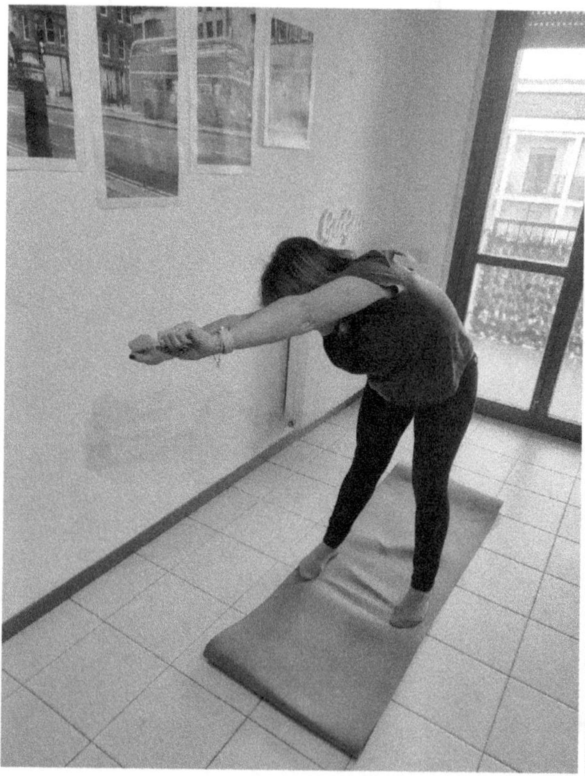

Step 3 - Poi, inclinati verso il lato destro.

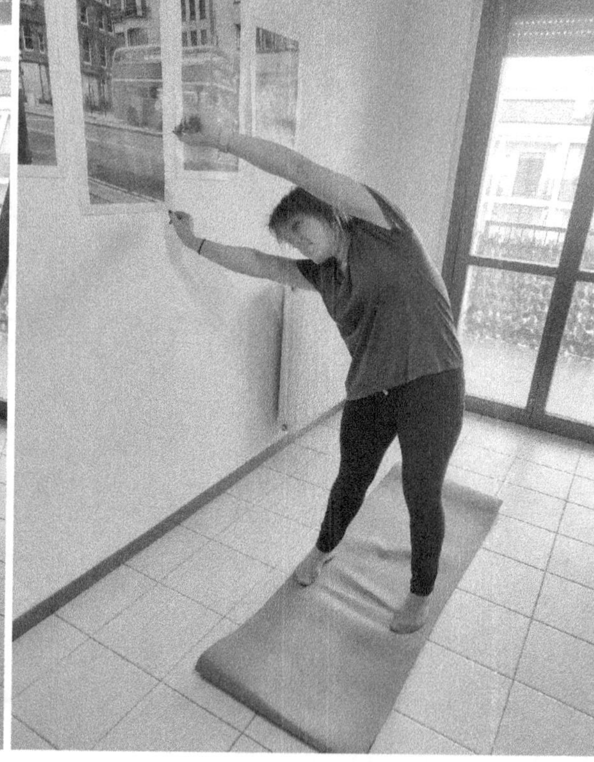

Step 4 - Infine, inclinati verso il lato destro. Poi ripeti i passaggi dall'inizio.

Benefici:

Questo esercizio aumenta la flessibilità e la mobilità della parte superiore del corpo. Migliora anche il senso di connessione e equilibrio con il corpo. Assicurati di muoverti lentamente e controllare la respirazione durante l'esercizio.Ricorda di rilassare i muscoli del collo.

Come eseguirlo:

- Stai in piedi con le mani lungo il corpo.
- Stendi le braccia sopra la testa e piegati verso il lato sinistro mantenendo i piedi a terra e le gambe dritte - Guarda Step 1 per ulteriori chiarimenti.
- Poi, muovi lentamente le mani e il busto di fronte a te per creare e disegnare un semicerchio con le mani, come mostrato negli Step 2 e 3.
- Continua a eseguire il movimento lentamente fino a quando raggiungi il lato destro. Poi, esegui lentamente il movimento nella direzione opposta. Questa è una ripetizione.
- Ripeti il movimento per il numero di volte specificato.

CERCHIO DEL RAGNO

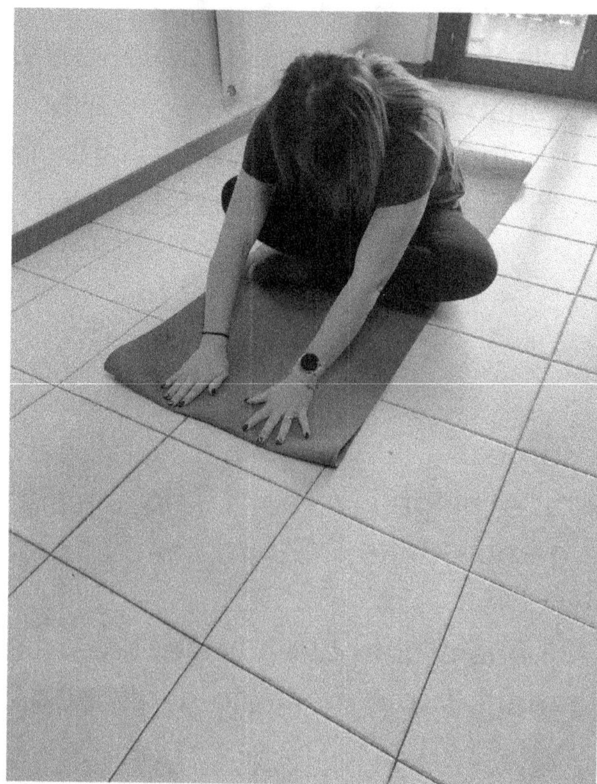

Step 1 - Siediti sul tappetino con le gambe incrociate.

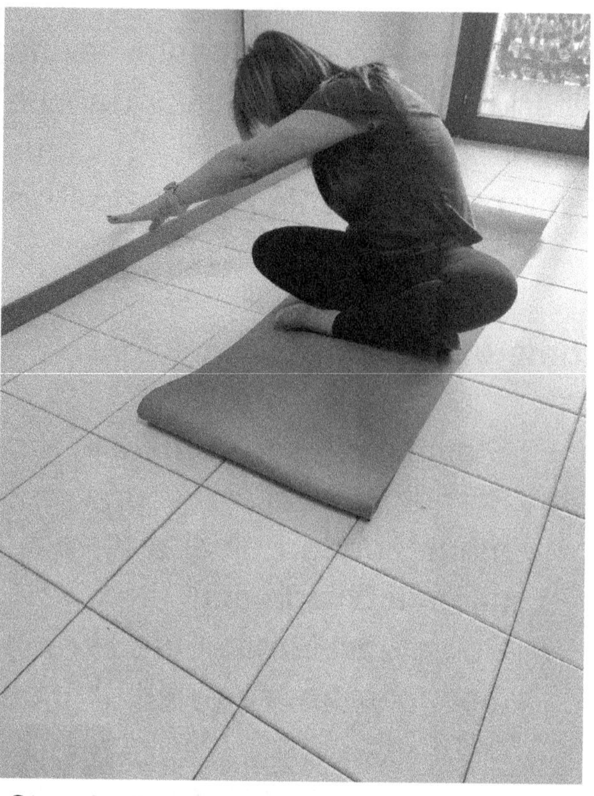

Step 2 - Ruota le braccia e il tronco verso il lato destro mentre ti spingi in avanti con le mani.

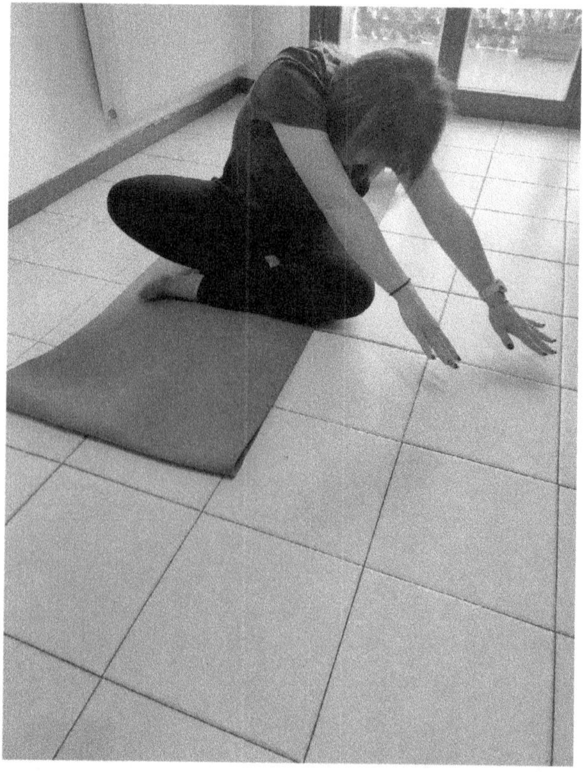

Step 3 - Poi, torna al centro e spostati verso il lato sinistro - questo è un movimento completo. Successivamente, vai da sinistra a destra e continua a farlo per il numero di ripetizioni specificato.

Benefici e Punti Chiave:

Questo esercizio aumenta la flessibilità e la mobilità della parte superiore del corpo, riducendo la tensione muscolare. Migliora anche la flessibilità dei glutei e della parte bassa della schiena. Ricorda di rilassare il collo.

Rispetto a "Cerchio Rilassante" (esercizio nella pagina precedente), questo esercizio non lavora sull'equilibrio, ma si concentra più sul rilascio delle sensazioni negative. Pertanto, aiuta a liberare energie negative e tensioni, specialmente traumi e stress, generando un grande sollievo. Lascia andare le preoccupazioni in ogni espirazione.

Come eseguirlo:

- Siediti sul tappetino con le gambe incrociate, piega il corpo in avanti e allunga le mani verso il pavimento.
- Poi, con un movimento fluido, ruota il busto verso destra e poi verso sinistra, utilizzando le mani per raggiungere la massima distanza possibile. Questo completa una ripetizione - Guarda gli Step 2 e 3 per una migliore comprensione.
- Ripeti questo per il numero specificato di volte. Infine, eseguilo in senso antiorario.

STELLA GLUTE BRIDGE

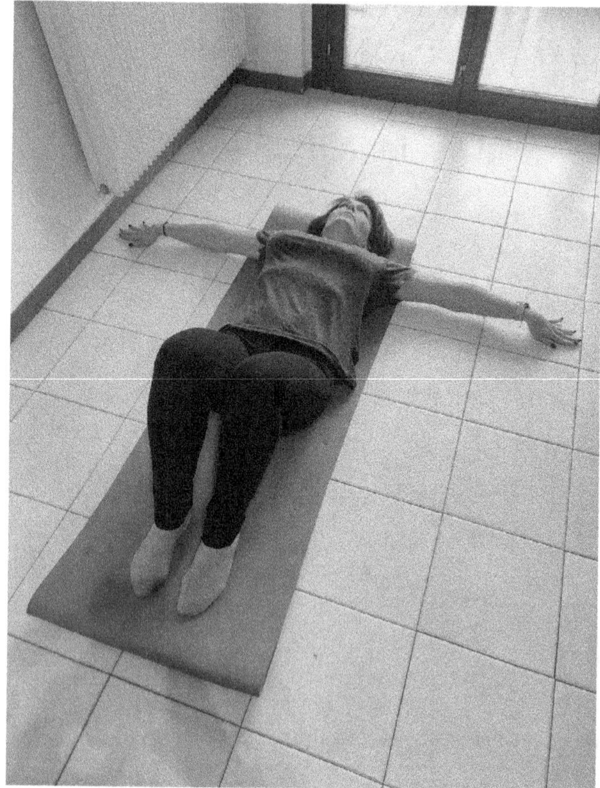

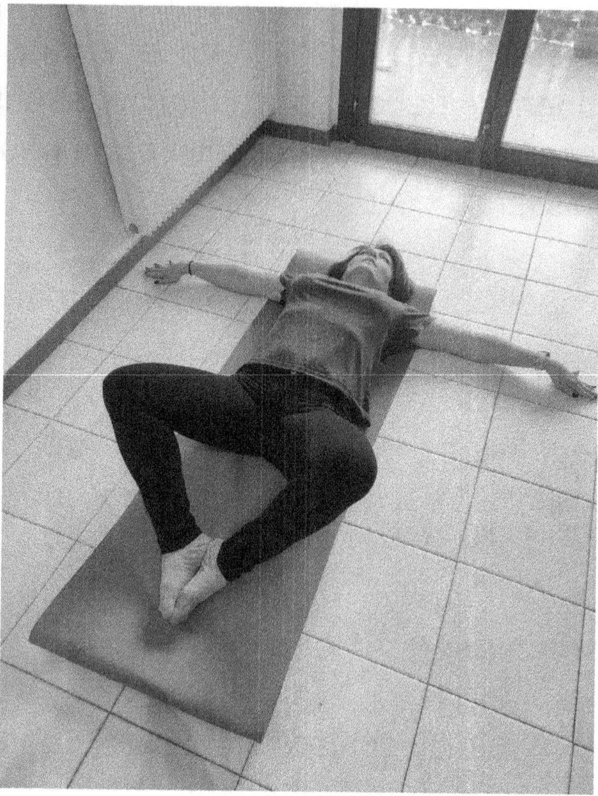

Step 1 - Posizione di partenza con i piedi a terra e le ginocchia piegate.

Step 2 - Apri l'inguine e unisci le piante dei piedi.

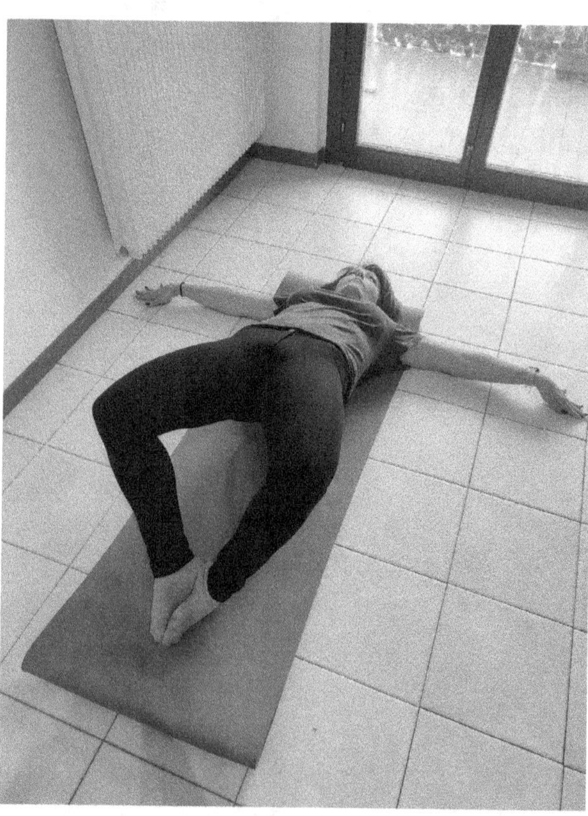

Step 3 - Solleva delicatamente e lentamente i fianchi e mantieni la posizione per 2 secondi. Poi, torna alla posizione di partenza e ripeti.

Benefici:

Questo esercizio aumenta la forza dei glutei e dell'inguine.
Ricorda di inspirare ed espirare profondamente per rilasciare la tensione. Rilassa la parte superiore del corpo e il collo.

Come eseguirlo:

- Sdraiati sulla schiena con le gambe piegate e i piedi completamente a terra, vicini tra loro. Estendi completamente le braccia ai lati, creando un angolo di 90 gradi.
- Inspirando, permetti alle ginocchia di cadere lateralmente, avvicinando le piante dei piedi tra loro. Senti un allungamento all'inguine mentre lo fai. (Potresti notare un arco nella parte bassa della schiena…va bene così). Mantieni quella posizione per 2 secondi.
- Prosegui sollevando i fianchi e mantenendo le piante dei piedi unite, le ginocchia aperte e le braccia nella stessa posizione, come mostrato nello Step 3.
- Espira completamente e lentamente riporta i glutei a contatto col tappetino, portando le ginocchia alla posizione di partenza. Procedi molto lentamente e in modo controllato.
- Hai completato la tua prima ripetizione. Ripeti per il numero di volte specificato.

RILASCIO DELLO STRESS IN PIEDI

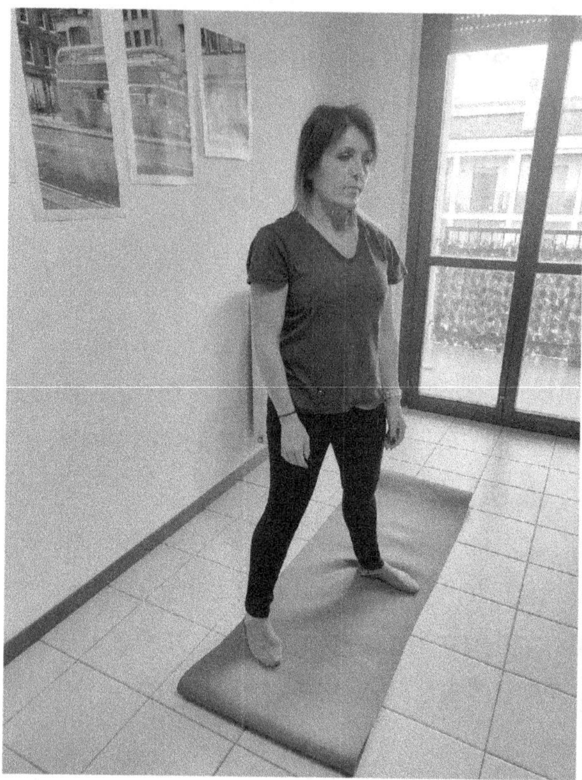

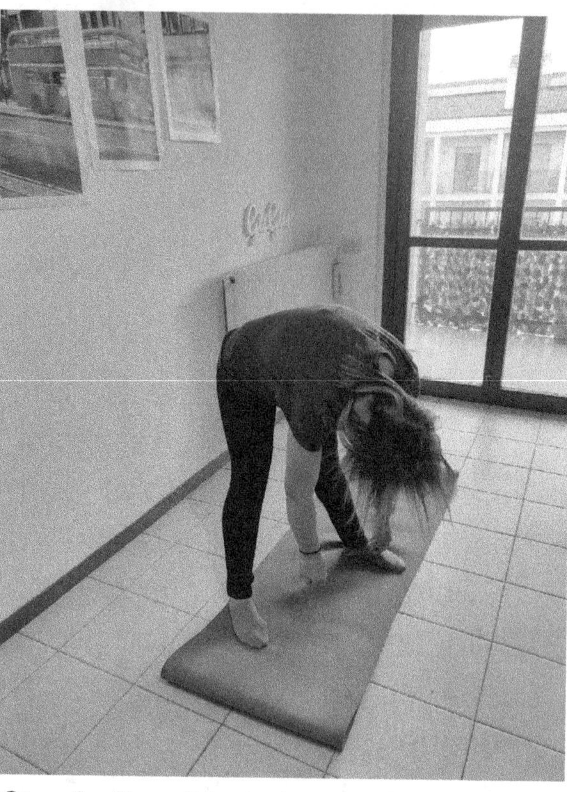

Step 1 - Stai in piedi sul tappetino con le gambe leggermente più larghe delle spalle.

Step 2 - Scuoti la parte superiore del corpo e rilascia la tensione per 5-10 secondi.

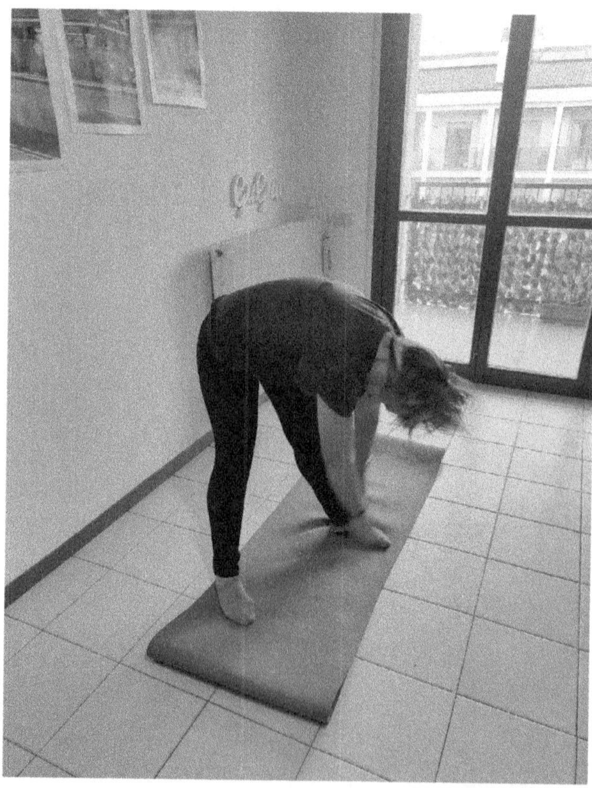

Step 3 - Muoviti lateralmente lentamente. Una volta che hai "scosso" il corpo su entrambi i lati, torna in posizione eretta. Ripeti per il numero di ripetizioni specificato.

Benefici:

La chiave per eseguire correttamente questo esercizio è lasciarsi andare. Svuota la mente, rilassa tutto il corpo, in particolar modo la parte superiore. Spazza via i sentimenti negativi.

Come eseguirlo:

- Parti da una posizione eretta con i piedi leggermente più larghi delle spalle.
- Permetti alla schiena e alla parte superiore del corpo di piegarsi e cadere dolcemente in avanti, come mostrato nel Step 2. Lascia rilassare e cadere naturalmente le braccia. La parte inferiore del corpo serve per mantenere l'equilibrio mentre rilassi la parte superiore del corpo e la testa. Rilassa completamente i muscoli. Una volta trovata una posizione comoda, mantienila per 5-10 secondi.
- Mentre mantieni questa posizione, girati e piegati verso un lato. Mantieni la posizione per 2 secondi. Infine, ruota lentamente verso l'altro lato.
- Torna alla posizione di partenza (posizione eretta) e ripeti questo per il numero di ripetizioni specificato.

RAGNO IN PIEDI

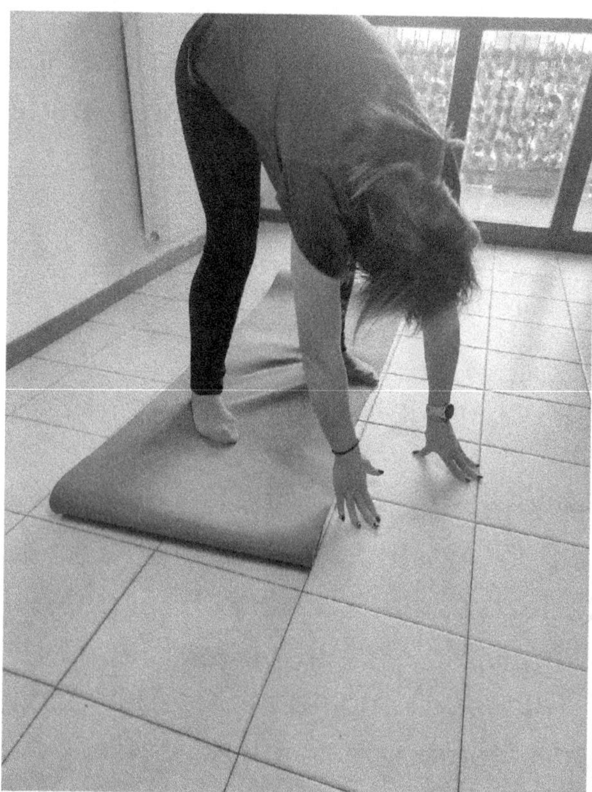

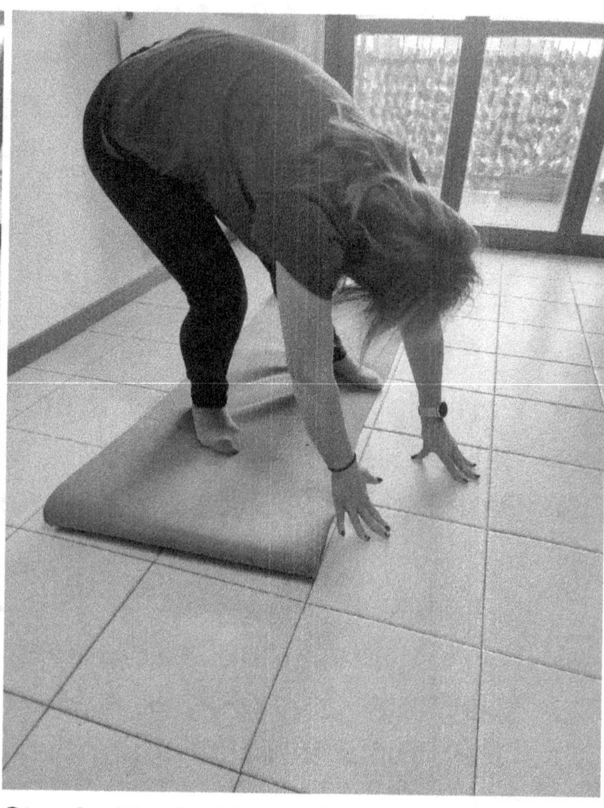

Step 1 - Posizione di partenza, tocca il pavimento.

Step 2 - Mantieni la gamba sinistra estesa mentre pieghi il ginocchio destro tenendo le mani a terra.

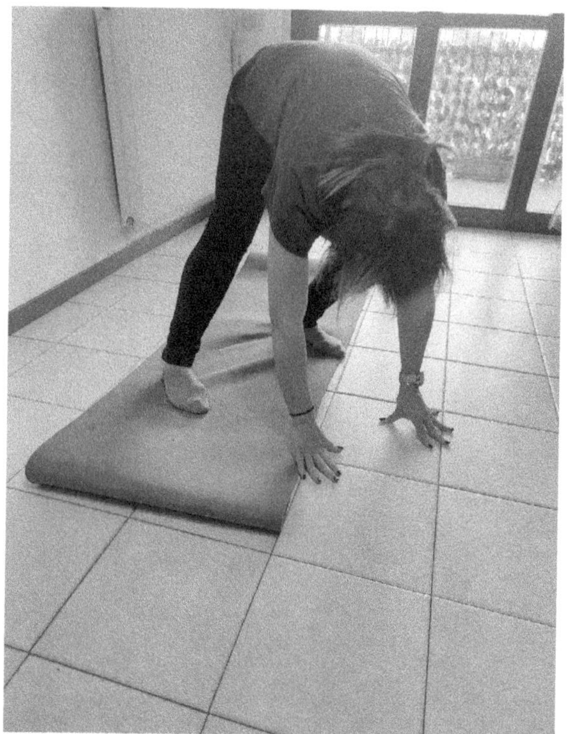

Step 3 - Infine, ripeti il movimento sul lato opposto. Continua ad alternare le ripetizioni.

Benefici:

Questo esercizio è molto utile per aumentare la flessibilità e migliorare la salute del ginocchio attraverso micro-movimenti in una posizione che richiede equilibrio.
Rilassa il collo durante l'esercizio e mantieni le caviglie rigide con i talloni a terra. In generale, questi esercizi rilasciano rabbia e emozioni negative che sono conservate nella nostra catena posteriore, oltre a migliorare la forza articolare e la resilienza - diversi benefici fisici ed emotivi in un semplice esercizio.

Come eseguirlo:

- Parti da una posizione eretta, con i piedi più larghi delle spalle. Mantieni le ginocchia leggermente flesse mentre appoggi entrambe i palmi a terra, come mostrato nella prima immagine.
- Continua con un affondo molto leggero verso un lato, flettendo una gamba e stendendo l'altra - Vedi il Step 2 e 3 per chiarimenti.
- Ripeti questo per il numero di ripetizioni specificato, alternando le ripetizioni.

ALTALENA A CORPO INTERO

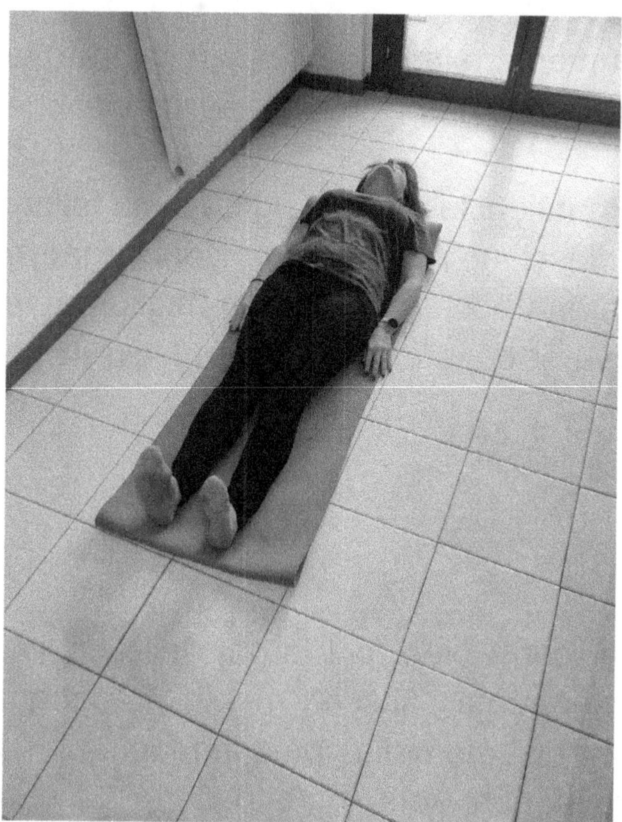

Step 1 - Solleva le punte dei piedi e inspira delicatamente.

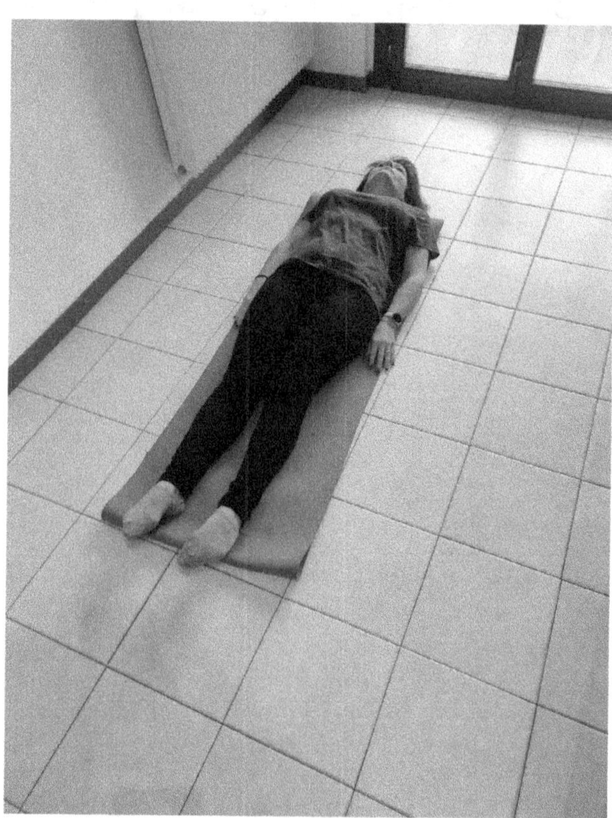

Step 2 - Estendi le dita dei piedi e espira completamente. Ripeti la sequenza per i secondi specificati.

Benefici:

Questo esercizio di livello base mira a connettere il corpo dalla punta dei piedi alla testa. Se il tuo corpo è completamente collegato e connesso, sarai in grado di sentire l'intero corpo diventare più morbido e pieno di energia mentre inspiri e rilassato profondamente mentre espiri.
La cosa principale è prestare attenzione al movimento dei piedi e alla respirazione. Col tempo sarà automatico prestare attenzione a tutto il corpo mentre inspiri ed espiri.

Come eseguirlo:

- Disteso sulla schiena, con le gambe più larghe delle spalle e le braccia lungo il corpo.
- Solleva le punte dei piedi e inspira dal naso.
- Successivamente, distendi le dita dei piedi puntandole lontano da te ed espira dalla bocca come se stessi bevendo da una cannuccia. Mantieni per 5-8 secondi, sentendo il corpo rilasciare la tensione dei muscoli.
- Ripeti per i secondi specificati. Dopo un paio di ripetizioni dovresti notare tutto il tuo corpo muoversi.

COMPRESSIONE E DISTENSIONE

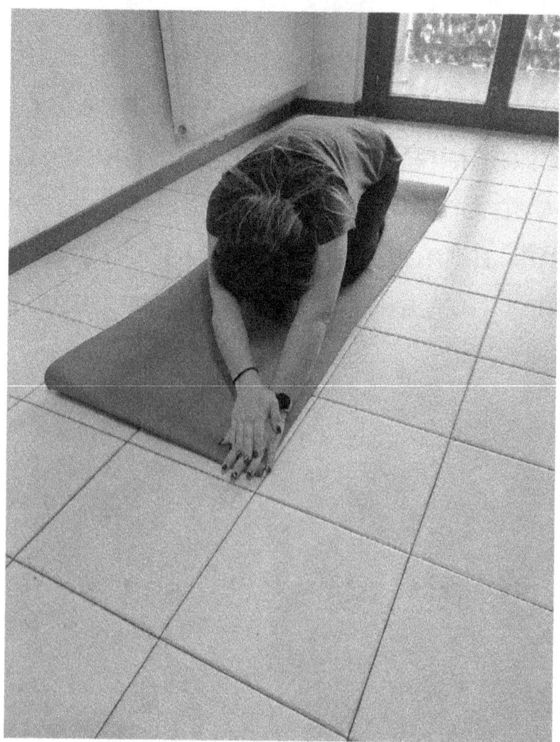

Step 1 - Stira e stendi leggermente le braccia verso il lato sinistro per 10 secondi.

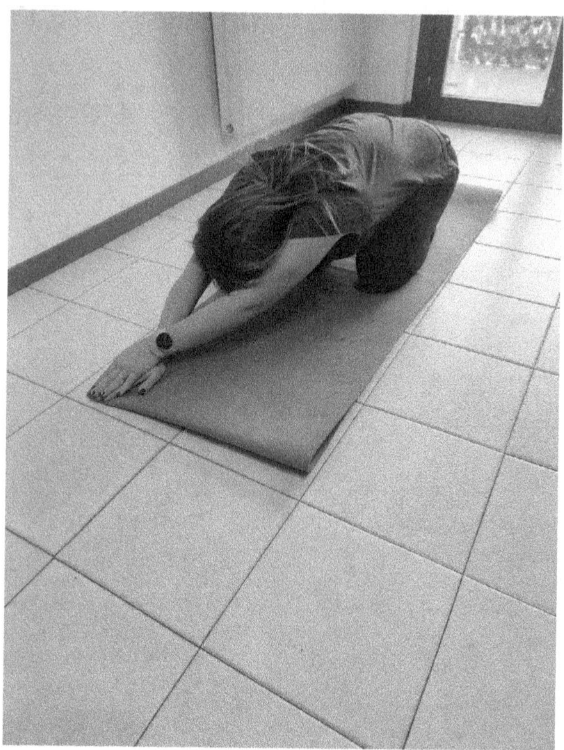

Step 2 - Poi, ripeti sul lato destro.

Benefici:

Questo è un ottimo esercizio per aumentare la mobilità e rilassare la schiena. Inoltre, questa posizione aiuta per la salute delle ginocchia e delle caviglie.

Adottare queste posizioni "primitive" offre numerosi benefici, specialmente per le persone che trascorrono la maggior parte della giornata sedute. È un ottimo esercizio per rilassarsi e sentire unione con il proprio corpo.

Come eseguirlo:

- Inizia seduto con le tibie sul tappetino, seduto sulle caviglie e con le braccia distese davanti a te.
- In seguito, muoviti leggermente verso il lato sinistro, estendendo leggermente il braccio sinistro a sinistra. Metti la mano destra sopra il polso sinistro. Mantieni questa posizione per 10 secondi, quindi ripeti la stessa cosa dall'altro lato.
- Continua ad alternare le ripetizioni come indicato nel piano di 28 giorni.

APERTURA DELL`ENERGIA

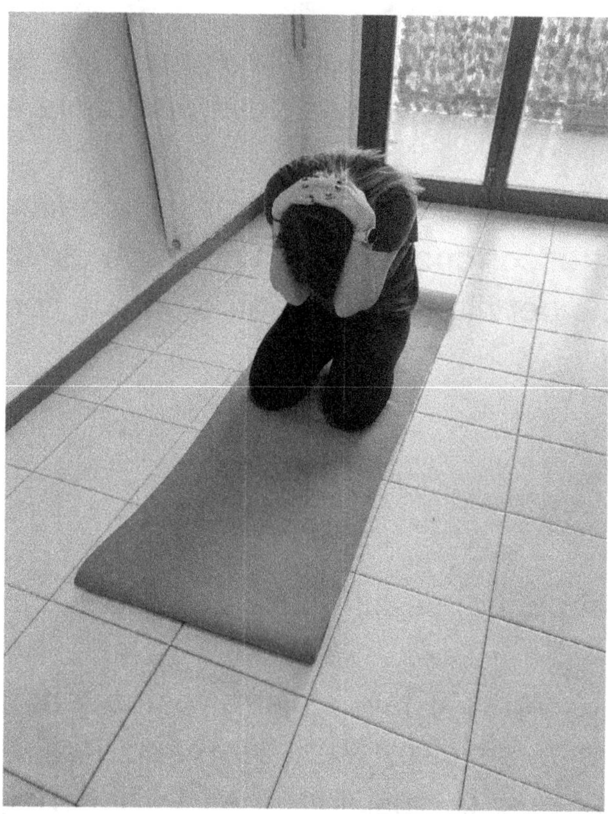

Step 1 - Seduto sulle tibie, abbassa il mento verso il collo tenendo i gomiti vicini. Espira rilasciando tutta la tensione corporea che senti.

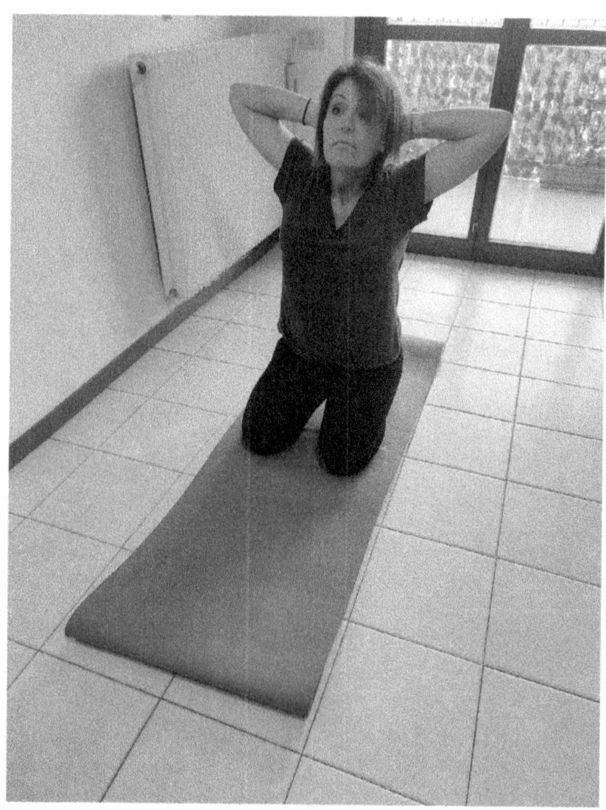

Step 2 - Inspirando, apri il petto e le braccia, sentendo il corpo espandersi.

Benefici:

Questo esercizio aiuta a lasciar andare qualsiasi ansia e si concentra sull'essere nel momento presente. Liberati delle preoccupazioni e dei pensieri e concentrati sul presente. Questo esercizio migliora la salute del collo, della schiena e delle ginocchia.

Come eseguirlo:

- Inizia seduto sulle tibie sul tappetino, mantenendo la schiena dritta e posiziona le mani dietro la testa, abbassa il mento verso il collo mantenendo i gomiti vicini come nello Step 1.
- Successivamente, solleva la testa espirando, aprendo i gomiti e il petto. Mantieni le mani dietro la testa.
- Espira mentre torni allo step iniziale.
- Ripeti questo per il numero di ripetizioni indicate.

GINOCCHIO AL PETTO

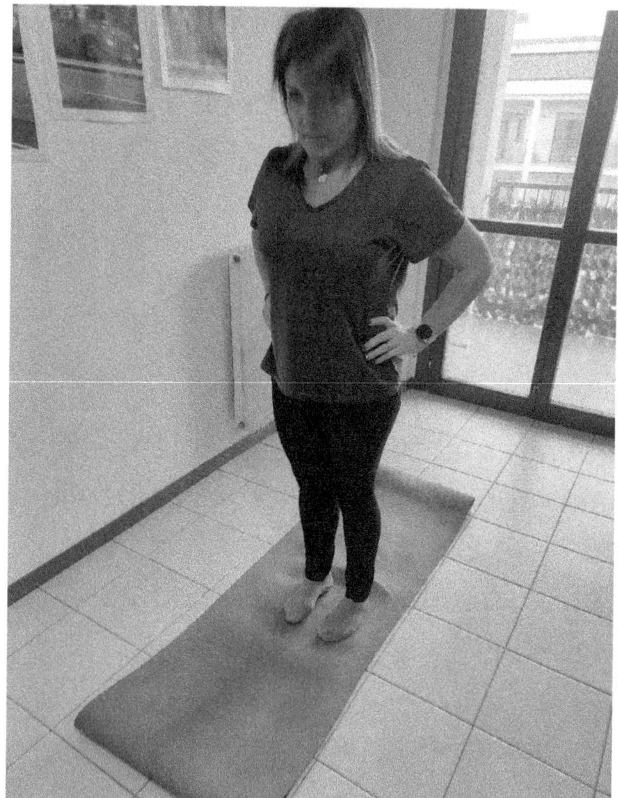

Step 1 - Stai in piedi sul tappetino.

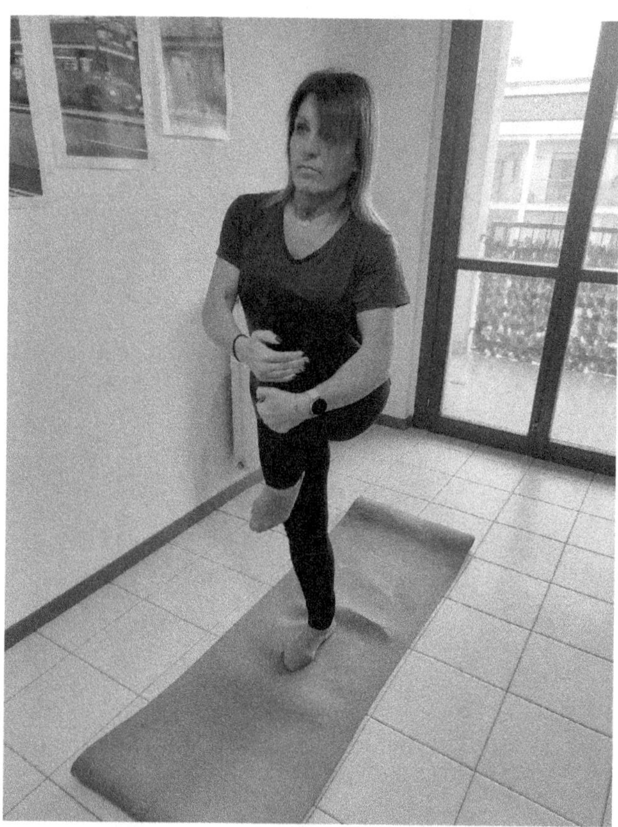

Step 2 - Tieni sollevato un ginocchio per 10 secondi - Continua a respirare mentre lo fai. Poi, ripeti con l'altra gamba.

Benefici:

Questo esercizio migliora la coordinazione e l'equilibrio mentre aumenta la mobilità nella parte inferiore del corpo. È un ottimo esercizio per ritrovare il tuo equilibrio e farti sentire il controllo del corpo e della mente. "Abbracciare" la gamba aiuta ad aumentare le emozioni positive a discapito di quelle negative.Oltretutto, migliora la forza delle braccia e della parte superiore del corpo.

Come eseguirlo:

- Inizia in piedi sul tappetino.
- Porta un ginocchio vicino al petto con entrambe le mani, mantenendo un solo piede a terra. Se hai difficoltà a mantenere l'equilibrio, prova a concentrarti su un punto specifico del pavimento a pochi passi da te. "Fissare" lo sguardo su qualcosa solitamente aiuta a mantenere l'equilibrio.
- Concentrati su una respirazione profonda e controllata, inspirando dal naso ed espirando dalla bocca.
- Mantieni la posizione per 10 secondi.
- Ripeti per il numero di ripetizioni indicate, alternando i lati.

NECK RELEASE

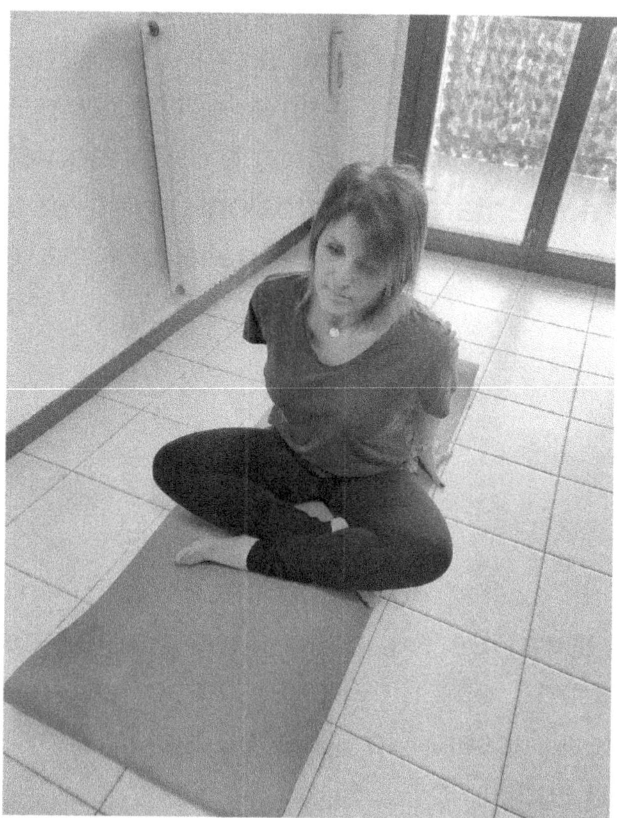

Step 1 - Siediti sul tappetino con le gambe incrociate e la schiena dritta.

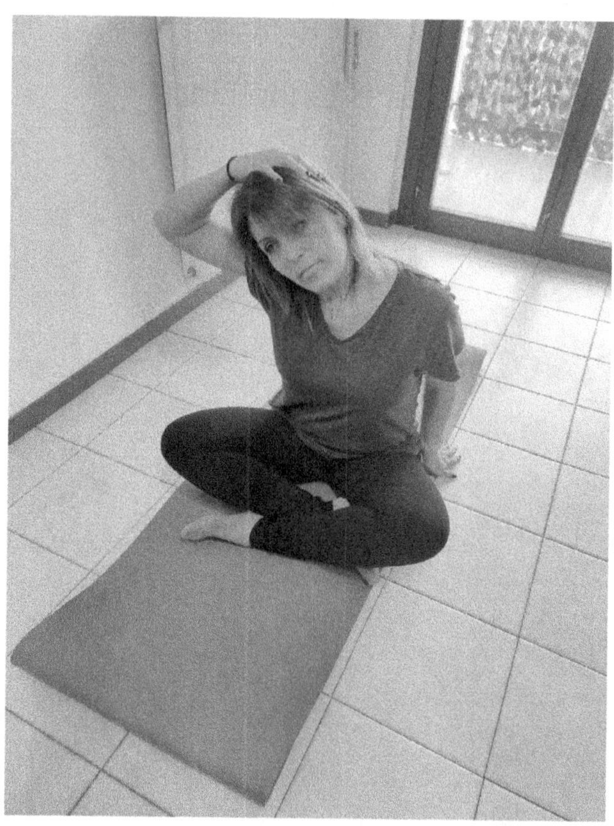

Step 2 - Stendi il collo per 5 secondi, poi ripeti dal lato opposto. Esegui l'esercizio per il numero di ripetizioni indicato..

Benefici:

Lo stiramento del collo può certamente alleviare la tensione, aumentare la circolazione e migliorare la flessibilità. È particolarmente benefico per coloro che trascorrono lunghi periodi seduti di fronte a uno schermo.

Come eseguirlo:

- Siediti sul tappetino con le gambe incrociate.
- Successivamente, porta la mano destra sopra la testa e tira il lato sinistro della testa verso la spalla destra. Questa azione creerà uno stiramento sul lato sinistro del collo. Mantieni la posizione per 5 secondi, respirando delicatamente e lentamente.
- Infine, ripeti sul lato opposto, alternando le ripetizioni da sinistra a destra.

APERTURA COMPLETA

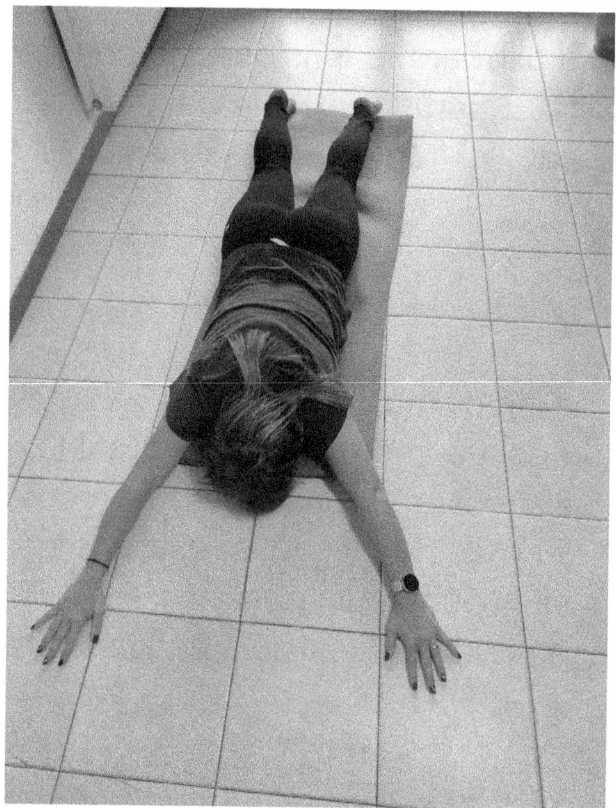

Step 1 - Posizione di partenza, estendi le braccia e le gambe e rilassati.

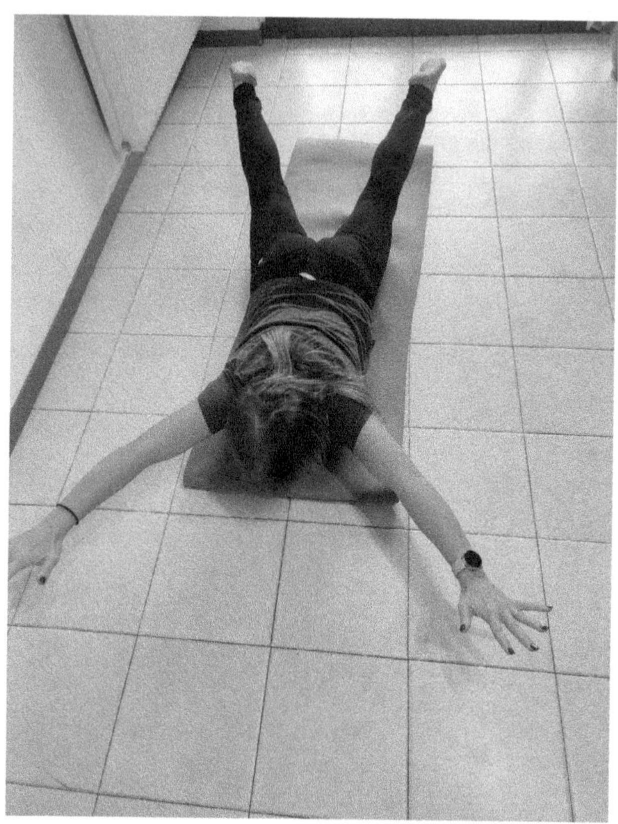

Step 2 - Poi, solleva sia le gambe che le braccia. Successivamente, torna alla posizione di partenza.

Benefici:

Questo esercizio aiuta ad aumentare l'energia e la felicità. È un ottimo esercizio che ti fa sentire al comando del tuo corpo, mentre aumenta la forza sia della parte superiore che di quella inferiore del corpo. Inoltre, migliora postura e allineamento corporeo.

Come eseguirlo:

- Distendi la pancia sul tappetino con le gambe distese e rilassate, caviglie rilassate e le braccia allungate davanti a te. Allenta completamente tutti i muscoli.
- Inspirando, solleva le braccia e le gambe il più possibile mantenendo contemporaneamente il bacino e il core sul tappetino - mantieni la posizione per 2 secondi.
- Torna alla posizione di partenza e esegui l'esercizio per il numero specificato di ripetizioni.

JUMPING JACKS

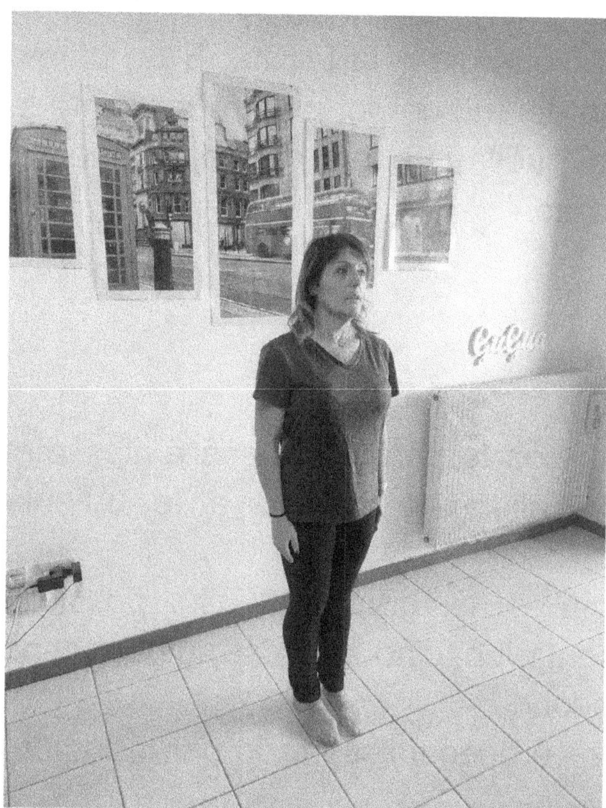

Step 1 - Inizia in piedi con i piedi vicini l'uno all'altro e le braccia lungo il corpo.

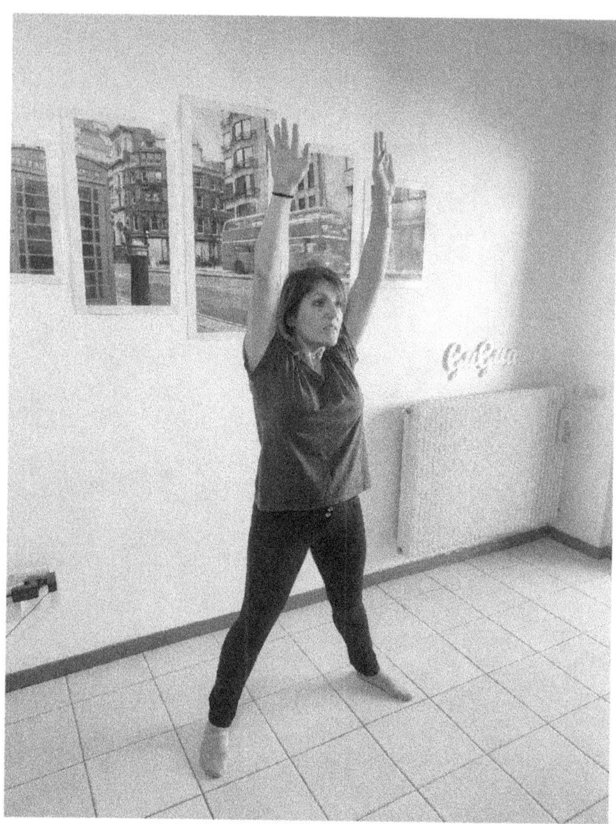

Step 2 - Salta aprendo le gambe e sollevando le braccia sopra la testa. Poi torna nella posizione di partenza e ripeti il movimento per i secondi indicati.

Benefici:

I Jumping Jack sono un esercizio per tutto il corpo che può aiutarti a bruciare molte calorie in poco tempo, rendendoli ottimi per la perdita di peso. È importante concentrarsi sulla respirazione durante l'esercizio. Quando espiri, rilascerai eventuali emozioni negative che porti con te.

Come eseguirlo:

- Inizia in piedi sul tappetino con le gambe vicine e le braccia lungo i fianchi.
- Poi, fai un piccolo salto aprendo contemporaneamente le gambe e le braccia sopra la testa.
- Dopo, fai un altro piccolo salto per tornare alla posizione di partenza. Hai appena fatto una ripetizione.
- Ripeti questo esercizio per il periodo di tempo indicato.

BURPEES

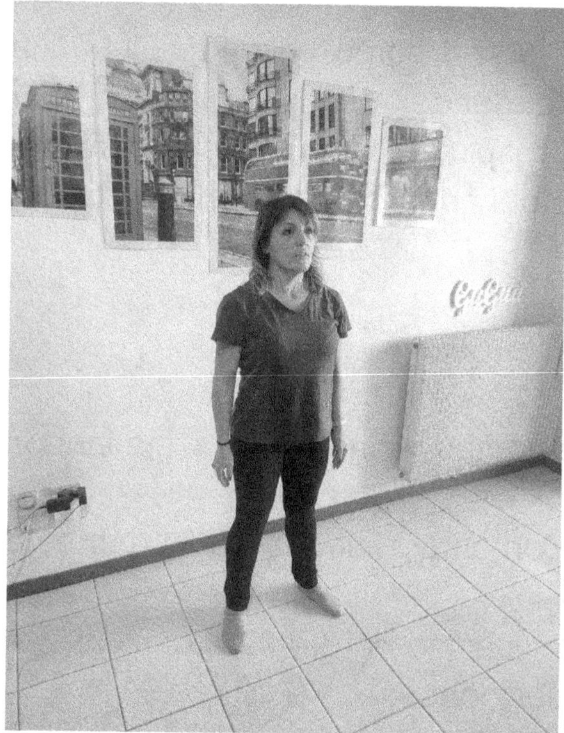

Step 1 - Inizia in piedi con i piedi larghi quanto le spalle e le braccia lungo il corpo.

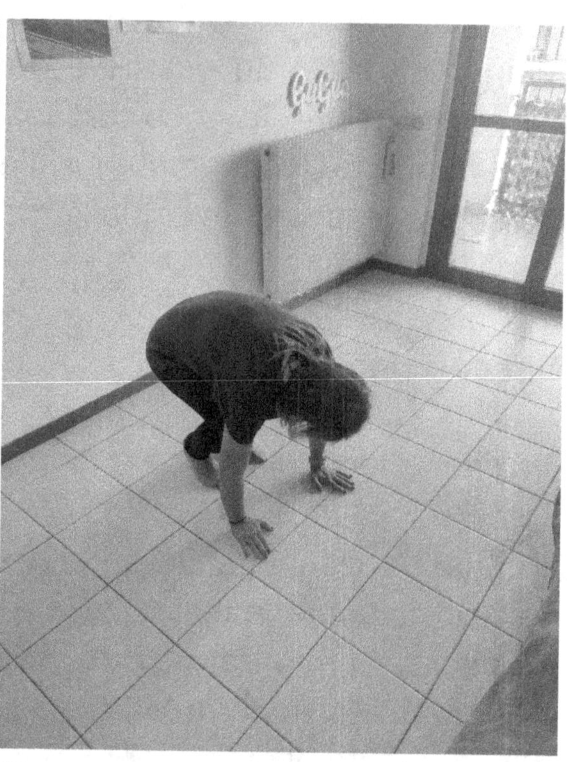

Step 2 - Mantieni i piedi a terra e porta e porta le mani sul pavimento. Piega le ginocchia, preparandoti a spostarti in posizione di flessioni.

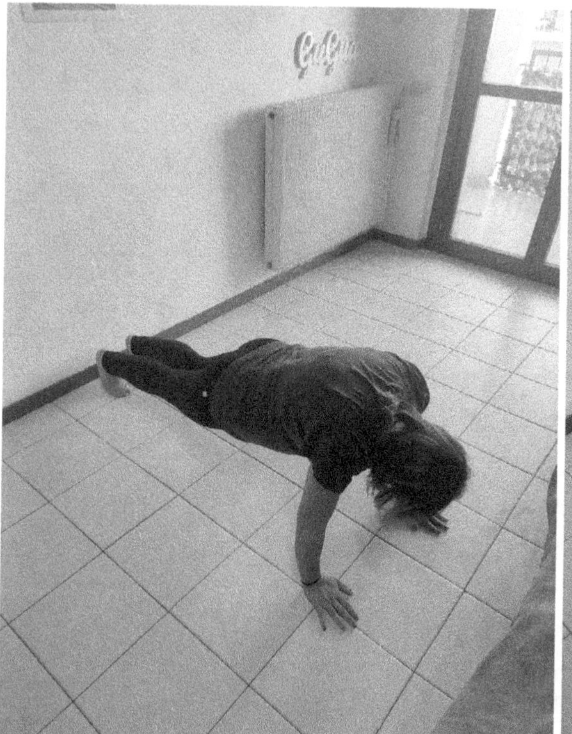

Step 3 - Stendi le gambe all'indietro, saltando o portando un piede alla volta.

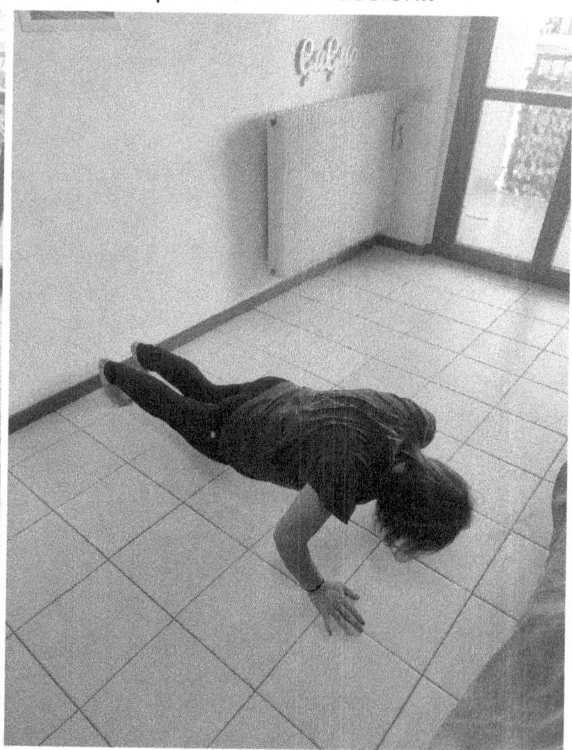

Step 4 - Esegui una flessione e ripetila (vedi spiegazione per una versione più semplice).

Benefici:

I burpees coinvolgono ogni parte del corpo, portando a una rapida combustione di calorie e perdita di peso. È cruciale mantenere l'attenzione sul respiro durante questo esercizio. Quando torni alla posizione di partenza dopo aver completato una ripetizione, espirare aiuta a liberarsi da qualsiasi emozione negativa o repressa. È fondamentale espirare subito e completamente per eliminare la tensione.

Come eseguirlo:

- Inizia stando sul tappetino con le gambe divaricate alla larghezza delle spalle e le braccia rilassate lungo i fianchi - Step 1.
- Successivamente, porta le mani a terra - piega le ginocchia mentre lo fai - Step 2.
- Infine, mettiti in posizione di flessioni - Step 3, saltando indietro con le gambe o portando indietro una gamba alla volta.
- Esegui una flessione - Step 4 o semplicemente porta il petto e il core a contatto con il pavimento, quindi torna in posizione di flessione.
- Per concludere, rialzati…hai appena completato una ripetizione.
- Ripeti questo esercizio per il periodo di tempo specificato.

Note:

- Fai la flessione sulle ginocchia se è troppo difficile eseguirla completamente - o "saltala" come menzionato nelle istruzioni "Come farlo".

FIORE

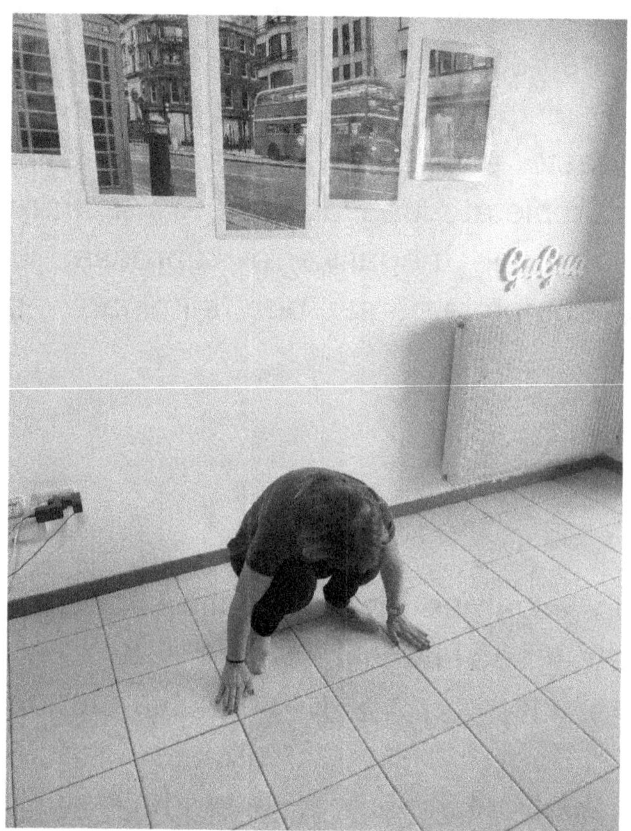

Step 1- Posizione di partenza in posizione accovacciata con le mani a terra.

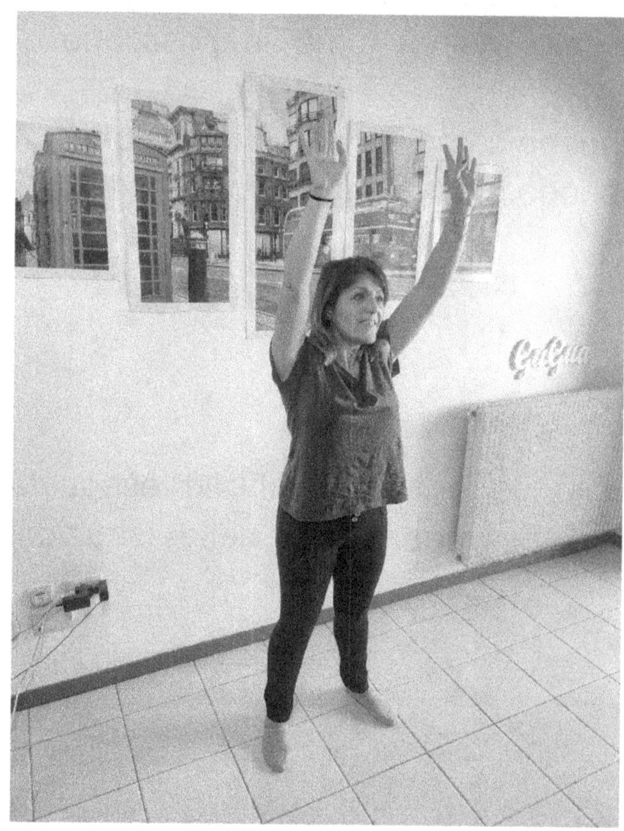

Step 2 - Poi, alzati e distendi le braccia sopra la testa. Espira mentre lo fai.

Benefici:

Questo esercizio rinforza la parte inferiore del corpo e migliora il cardio. È un ottimo esercizio per perdere peso bruciando calorie. Durante l'esercizio, mantieni una respirazione controllata. Ti aiuta a essere presente, oltre a calmarti e rilassarti.

Come eseguirlo:

- Inizia in posizione di squat profondo con le braccia lungo il corpo e le mani a terra - inspira dal naso.
- Proseguendo, alzati mentre estendi le braccia sopra la testa, come se fossi un fiore che sboccia, mantenendo la posizione dei piedi invariata- espira mentre ti alzi.
- Torna alla posizione di partenza per completare una ripetizione.
- Ripeti l'esercizio per il numero di ripetizioni specificato.

APERTURA PLANK

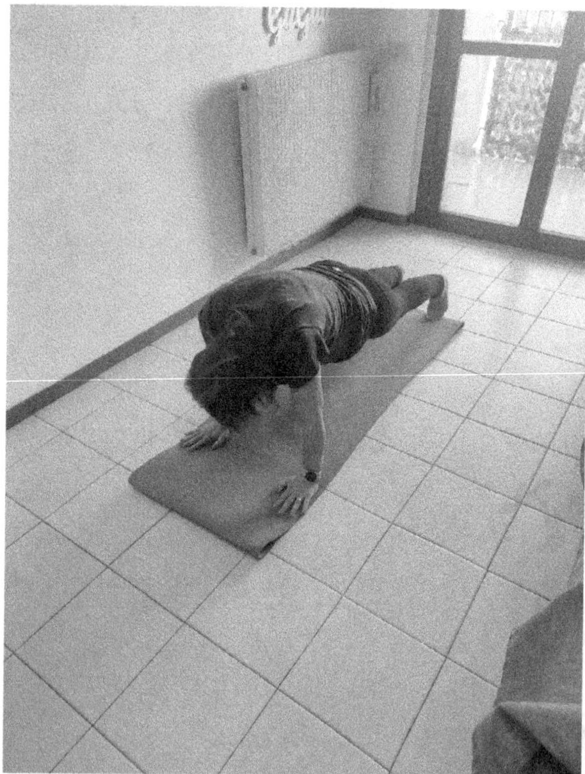

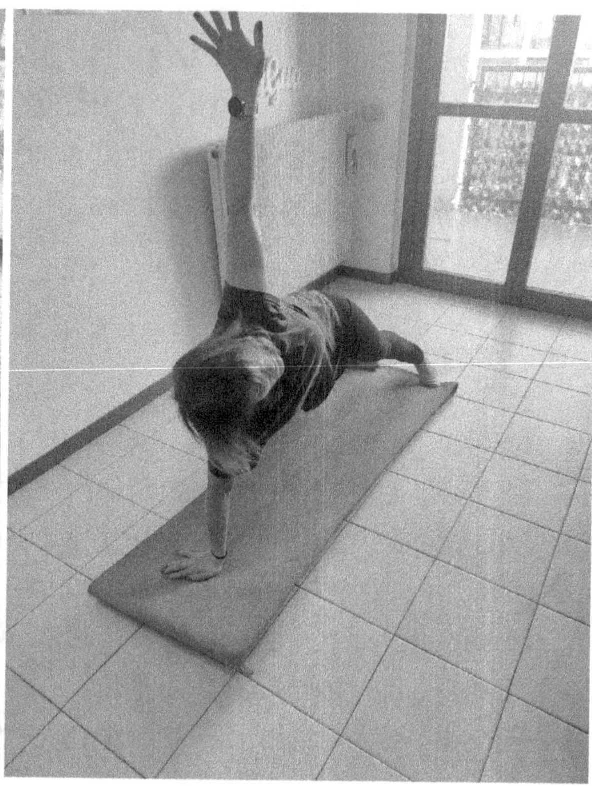

Step 1 - Posizione di partenza con le braccia estese e il corpo in linea retta.

Step 2 - Ruota verso il lato e estendi il braccio verso il soffitto. Poi ritorna nella posizione di partenza.

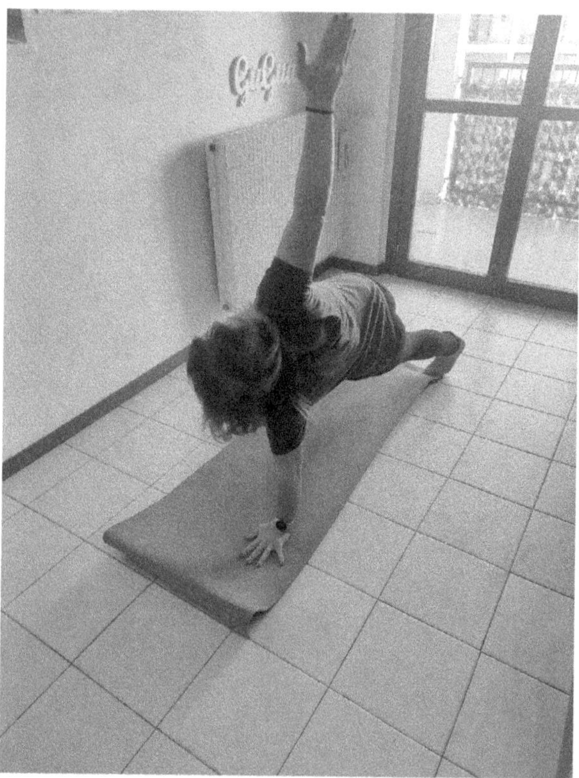

Step 3 - Infine, ripeti il movimento dall'altra parte e continua ad alternare le ripetizioni..

Benefici:

Questo esercizio è fantastico per rafforzare il core e armonizzare l'intero corpo. È considerato un allenamento completo perché coinvolge contemporaneamente vari muscoli.

Come eseguirlo:

- Inizia in posizione di flessioni con le braccia sotto le spalle e i piedi vicini tra loro - corpo in linea retta, come mostrato nella prima immagine.
- Da questa posizione, apri il corpo verso il lato sinistro, ruotando il busto, ed estendi il braccio sinistro verso il soffitto - espira mentre lo fai.
- Mantieni la posizione per 1 secondo. Poi torna nella posizione di partenza.
- Ripeti l'esercizio per le ripetizioni indicate. Infine, ripeti sul lato opposto.

PROGRAMMA DI 28 GIORNI

Il piano di 28 giorni è un ottimo modo per migliorare la tua salute mentale e fisica. Bastano solo pochi minuti al giorno dedicati a esercizi specifici per ottenere grandi risultati.

Questo piano non si limita a offrire degli esercizi, ma ti aiuta soprattutto a comprendere meglio il tuo corpo e le tue emozioni. Non solo diventerai più flessibile e forte, ma imparerai soprattutto a gestire meglio lo stress e l'ansia.

Durante gli esercizi, concentrarsi sul respiro ti consente di essere più presente nel momento. La respirazione e la consapevolezza del proprio corpo hanno un'influenza immensa.

I feedback più comuni ricevuti riguardo al piano sono:

- **"Mi ha aiutato con la mia ansia"**
  Come spiegato nell'introduzione, la differenza tra questa pratica e altre discipline come yoga e pilates risiede nel fatto che l'esercizio somatico è più un'esperienza sensoriale. Ti consente di liberare emozioni negative e di creare più facilmente quelle positive.

- **"Mi sento più flessibile e ho meno dolore alla schiena"**
  Gli esercizi offrono vari benefici fisici. Noterai rapidamente che un aumento della flessibilità è uno dei cambiamenti che sperimenterai, già dopo un paio di sessioni. Questo avviene soprattutto se questi dolori più che da una debolezza muscolare derivano dallo stress accumulato nel nostro corpo (è più comune di quanto pensi!).

- **"Mi sveglio desideroso di fare questi esercizi"**
  Molte persone si svegliano ogni mattina senza entusiasmo per la giornata che li attende. Tuttavia, questi esercizi possono istantaneamente suscitare una sensazione di benessere, motivando al risveglio con passione per dedicarsi a loro.

- **"Ha ridotto il mio stress"**
  Gli esercizi mirano a liberare la tensione nei muscoli, che è collegata allo stress. Inoltre, i modelli di respirazione incorporati aiutano naturalmente a ridurre i livelli di stress. Mantenere la costanza aumenterà in modo considerevole i tuoi risultati..

- **"È il miglior momento della giornata, mi sento presente"**
  Concentrarsi sulla respirazione profonda durante questi esercizi porta in modo naturale ad un senso di presenza, facendo vivere un'esperienza molto piacevole. Più pratichi, migliore diventerai nel raggiungere questo stato.

- **"Mi è stato detto da diversi colleghi che sembro più giovane dopo aver fatto questi esercizi"**
  Non solo ti sentirai meglio, ma sembrerai anche migliore. Lo stress, l'ansia e il trauma possono farci invecchiare più velocemente, ma gli esercizi somatici agiscono come antidoto.

Nota importante! Prima di ogni sessione, esegui l'esercizio: Stella a Terra (Pag. 9).

GIORNO 1 - Ripeti due volte

ESERCIZIO	RIPETIZIONI	NUMERO DI PAGINA
BABY STRETCH	4 ripetizioni	11
APERTURA PETTO	3 ripetizioni per ogni lato	21
APERTURA DELL`ENERGIA	4 ripetizioni	51
RAGNO IN PIEDI	4 ripetizioni per ogni lato (alternate)	45
AQUILA	4 ripetizioni per ogni lato	15
TORSIONE	4 ripetizioni per ogni lato (alternate)	35
JUMPING JACKS	20 secondi	59

GIORNO 2 - Ripeti due volte

ESERCIZIO	RIPETIZIONI	NUMERO DI PAGINA
ARCO A TERRA	4 ripetizioni	13
ONDA	6 ripetizioni	33
STELLA GLUTE BRIDGE	5 ripetizioni	41
APERTURA COMPLETA	5 ripetizioni	57
NECK RELEASE	4 ripetizioni per ogni lato (alternate)	55
RILASCIO DELLO STRESS IN PIEDI	3 ripetizioni	43
CERCHIO RILASSANTE	4 ripetizioni	37

GIORNO 3 - Ripeti due volte

ESERCIZIO	RIPETIZIONI	NUMERO DI PAGINA
ALTALENA A CORPO INTERO	20 secondi	47
SUPERMAN	5 ripetizioni per ogni lato	29
CERCHIO DEL RAGNO	6 ripetizioni	39
ESTENSIONE LATERALE	5 each side	31
GINOCCHIO AL PETTO	4 each side (alternate)	53
APERTURA PETTO	3 ripetizioni per ogni lato	21
FIORE	4 ripetizioni	63

GIORNO 4 - Ripeti due volte

ESERCIZIO	RIPETIZIONI	NUMERO DI PAGINA
ALTALENA A CORPO INTERO	20 secondi	47
COLLO E ANCHE	6 ripetizioni per ogni lato	19
APERTURA COMPLETA	5 ripetizioni	57
ROCCIA IN MOVIMENTO	20 secondi	17
COMPRESSIONE E DISTENSIONE	3 ripetizioni per ogni lato (alternate)	49
TORSIONE	4 ripetizioni per ogni lato (alternate)	35
BABY STRETCH	4 ripetizioni	11

GIORNO 5 - Ripeti due volte

ESERCIZIO	RIPETIZIONI	NUMERO DI PAGINA
ROTAZIONE ESTERNA	4 ripetizioni	25
APERTURA ADDUTTORI	4 ripetizioni	27
ROTAZIONE A TERRA	4 ripetizioni	23
RAGNO IN PIEDI	4 ripetizioni per ogni lato (alternate)	45
BURPEES	20 secondi	61
NECK RELEASE	4 ripetizioni per ogni lato (alternate)	55
ESTENSIONE LATERALE	5 each side	31
RILASCIO DELLO STRESS IN PIEDI	3 ripetizioni	43

GIORNO 6 - Ripeti due volte

ESERCIZIO	RIPETIZIONI	NUMERO DI PAGINA
APERTURA DELL`ENERGIA	5 ripetizioni	51
AQUILA	4 ripetizioni per ogni lato	15
SUPERMAN	5 ripetizioni per ogni lato	29
APERTURA PLANK	4 ripetizioni per ogni lato	65
ONDA	6 ripetizioni	33
STELLA GLUTE BRIDGE	5 ripetizioni	41
CERCHIO RILASSANTE	4 ripetizioni	37
ROCCIA IN MOVIMENTO	20 secondi	17

GIORNO 7 - Ripeti una sola volta.

ESERCIZIO	RIPETIZIONI	NUMERO DI PAGINA
CERCHIO DEL RAGNO	6 ripetizioni	39
GINOCCHIO AL PETTO	4 each side (alternate)	53
COLLO E ANCHE	6 ripetizioni per ogni lato	19
ROTAZIONE A TERRA	5 ripetizioni	23
COMPRESSIONE E DISTENSIONE	3 ripetizioni per ogni lato (alternate)	49
TORSIONE	4 ripetizioni per ogni lato (alternate)	35
ARCO A TERRA	4 ripetizioni	13

GIORNO 8 - Ripeti tre volte

ESERCIZIO	RIPETIZIONI	NUMERO DI PAGINA
BABY STRETCH	4 ripetizioni	11
APERTURA PETTO	4 ripetizioni per ogni lato	21
APERTURA DELL`ENERGIA	4 ripetizioni	51
RAGNO IN PIEDI	4 ripetizioni per ogni lato (alternate)	45
AQUILA	5 ripetizioni per ogni lato	15
TORSIONE	5 ripetizioni per ogni lato (alternate)	35

GIORNO 9 - Ripeti tre volte

ESERCIZIO	RIPETIZIONI	NUMERO DI PAGINA
ARCO A TERRA	5 ripetizioni	13
ONDA	8 ripetizioni	33
STELLA GLUTE BRIDGE	5 ripetizioni	41
APERTURA COMPLETA	6 ripetizioni	57
NECK RELEASE	4 ripetizioni per ogni lato (alternate)	55
RILASCIO DELLO STRESS IN PIEDI	3 ripetizioni	43
CERCHIO RILASSANTE	6 ripetizioni	37

GIORNO 10 - Ripeti tre volte

ESERCIZIO	RIPETIZIONI	NUMERO DI PAGINA
ALTALENA A CORPO INTERO	30 secondi	47
SUPERMAN	6 ripetizioni per ogni lato	29
CERCHIO DEL RAGNO	8 ripetizioni	39
BURPEES	20 secondi	61
ESTENSIONE LATERALE	5 each side	31
GINOCCHIO AL PETTO	6 each side (alternate)	53
APERTURA PETTO	3 ripetizioni per ogni lato	21

GIORNO 11 - Ripeti tre volte

ESERCIZIO	RIPETIZIONI	NUMERO DI PAGINA
ALTALENA A CORPO INTERO	20 secondi	47
COLLO E ANCHE	6 ripetizioni per ogni lato	19
APERTURA COMPLETA	6 ripetizioni	57
ROCCIA IN MOVIMENTO	30 secondi	17
COMPRESSIONE E DISTENSIONE	4 ripetizioni per ogni lato (alternate)	49
TORSIONE	4 ripetizioni per ogni lato (alternate)	35
BABY STRETCH	5 ripetizioni	11

GIORNO 12 - Ripeti tre volte

ESERCIZIO	RIPETIZIONI	NUMERO DI PAGINA
ROTAZIONE ESTERNA	4 ripetizioni	25
APERTURA ADDUTTORI	4 ripetizioni	27
ROTAZIONE A TERRA	5 ripetizioni	23
RAGNO IN PIEDI	6 ripetizioni per ogni lato (alternate)	45
NECK RELEASE	5 ripetizioni per ogni lato (alternate)	55
ESTENSIONE LATERALE	5 each side	31
RILASCIO DELLO STRESS IN PIEDI	4 ripetizioni	43

GIORNO 13 - Ripeti tre volte

ESERCIZIO	RIPETIZIONI	NUMERO DI PAGINA
APERTURA DELL`ENERGIA	6 ripetizioni	51
AQUILA	4 ripetizioni per ogni lato	15
SUPERMAN	5 ripetizioni per ogni lato	29
ONDA	8 ripetizioni	33
APERTURA PLANK	5 ripetizioni per ogni lato	65
STELLA GLUTE BRIDGE	6 ripetizioni	41
CERCHIO RILASSANTE	5 ripetizioni	37
ROCCIA IN MOVIMENTO	30 secondi	17

GIORNO 14 - Ripeti una volta

ESERCIZIO	RIPETIZIONI	NUMERO DI PAGINA
CERCHIO DEL RAGNO	8 ripetizioni	39
GINOCCHIO AL PETTO	4 ripetizioni per ogni lato (alternate)	53
COLLO E ANCHE	6 ripetizioni per ogni lato	19
ROTAZIONE A TERRA	5 ripetizioni	23
COMPRESSIONE E DISTENSIONE	4 ripetizioni per ogni lato (alternate)	49
TORSIONE	4 ripetizioni per ogni lato (alternate)	35
ARCO A TERRA	4 ripetizioni	13

GIORNO 15 - Ripeti quattro volte

ESERCIZIO	RIPETIZIONI	NUMERO DI PAGINA
BABY STRETCH	4 ripetizioni	11
APERTURA PETTO	5 ripetizioni per ogni lato	21
APERTURA DELL`ENERGIA	4 ripetizioni	51
RAGNO IN PIEDI	5 ripetizioni per ogni lato (alternate)	45
AQUILA	5 ripetizioni per ogni lato	15
TORSIONE	5 ripetizioni per ogni lato (alternate)	35
JUMPING JACKS	30 secondi	59

GIORNO 16 - Ripeti quattro volte

ESERCIZIO	RIPETIZIONI	NUMERO DI PAGINA
ARCO A TERRA	5 ripetizioni	13
ONDA	8 ripetizioni	33
STELLA GLUTE BRIDGE	7 ripetizioni	41
APERTURA COMPLETA	6 ripetizioni	57
NECK RELEASE	4 ripetizioni per ogni lato (alternate)	55
RILASCIO DELLO STRESS IN PIEDI	5 ripetizioni	43
CERCHIO RILASSANTE	6 ripetizioni	37

GIORNO 17 - Ripeti quattro volte

ESERCIZIO	**RIPETIZIONI**	**NUMERO DI PAGINA**
ALTALENA A CORPO INTERO	30 secondi	47
SUPERMAN	6 ripetizioni per ogni lato	29
FIORE	5 ripetizioni	63
CERCHIO DEL RAGNO	8 ripetizioni	39
ESTENSIONE LATERALE	5 each side	31
GINOCCHIO AL PETTO	6 each side (alternate)	53
APERTURA PETTO	5 ripetizioni per ogni lato	21

GIORNO 18 - Ripeti quattro volte

ESERCIZIO	**RIPETIZIONI**	**NUMERO DI PAGINA**
ALTALENA A CORPO INTERO	20 secondi	47
COLLO E ANCHE	7 ripetizioni per ogni lato	19
APERTURA COMPLETA	6 ripetizioni	57
ROCCIA IN MOVIMENTO	30 secondi	17
COMPRESSIONE E DISTENSIONE	5 ripetizioni per ogni lato (alternate)	49
TORSIONE	5 ripetizioni per ogni lato (alternate)	35
BABY STRETCH	6 ripetizioni	11

GIORNO 19 - Ripeti quattro volte

ESERCIZIO	RIPETIZIONI	NUMERO DI PAGINA
ROTAZIONE ESTERNA	5 ripetizioni	25
APERTURA ADDUTTORI	5 ripetizioni	27
ROTAZIONE A TERRA	6 ripetizioni	23
RAGNO IN PIEDI	6 ripetizioni per ogni lato (alternate)	45
NECK RELEASE	6 ripetizioni per ogni lato (alternate)	55
ESTENSIONE LATERALE	6 each side	31
RILASCIO DELLO STRESS IN PIEDI	5 ripetizioni	43

GIORNO 20 - Ripeti quattro volte

ESERCIZIO	RIPETIZIONI	NUMERO DI PAGINA
APERTURA DELL`ENERGIA	6 ripetizioni	51
AQUILA	6 ripetizioni per ogni lato	15
SUPERMAN	6 ripetizioni per ogni lato	29
ONDA	8 ripetizioni	33
STELLA GLUTE BRIDGE	8 ripetizioni	41
CERCHIO RILASSANTE	7 ripetizioni	37
ROCCIA IN MOVIMENTO	30 secondi	17

GIORNO 21 - Ripeti una volta

ESERCIZIO	RIPETIZIONI	NUMERO DI PAGINA
CERCHIO DEL RAGNO	10 ripetizioni	39
GINOCCHIO AL PETTO	6 ripetizioni per ogni lato (alternate)	53
FIORE	6 ripetizioni	63
COLLO E ANCHE	8 ripetizioni per ogni lato	19
ROTAZIONE A TERRA	5 ripetizioni	23
COMPRESSIONE E DISTENSIONE	6 ripetizioni per ogni lato (alternate)	49
TORSIONE	6 ripetizioni per ogni lato (alternate)	35
ARCO A TERRA	4 ripetizioni	13

GIORNO 22 - Ripeti quattro volte

ESERCIZIO	RIPETIZIONI	NUMERO DI PAGINA
BABY STRETCH	6 ripetizioni	11
APERTURA PETTO	5 ripetizioni per ogni lato	21
BURPEES	30 secondi	61
APERTURA DELL`ENERGIA	6 ripetizioni	51
RAGNO IN PIEDI	6 ripetizioni per ogni lato (alternate)	45
AQUILA	5 ripetizioni per ogni lato	15
TORSIONE	5 ripetizioni per ogni lato (alternate)	35

GIORNO 23 - Ripeti quattro volte

ESERCIZIO	RIPETIZIONI	NUMERO DI PAGINA
ARCO A TERRA	6 ripetizioni	13
ONDA	8 ripetizioni	33
STELLA GLUTE BRIDGE	7 ripetizioni	41
APERTURA COMPLETA	8 ripetizioni	57
NECK RELEASE	5 ripetizioni per ogni lato (alternate)	55
RILASCIO DELLO STRESS IN PIEDI	6 ripetizioni	43
CERCHIO RILASSANTE	6 ripetizioni	37

GIORNO 24 - Ripeti quattro volte

ESERCIZIO	RIPETIZIONI	NUMERO DI PAGINA
ALTALENA A CORPO INTERO	45 secondi	47
SUPERMAN	6 ripetizioni per ogni lato	29
CERCHIO DEL RAGNO	10 ripetizioni	39
ESTENSIONE LATERALE	6 each side	31
GINOCCHIO AL PETTO	6 each side (alternate)	53
APERTURA PETTO	7 ripetizioni per ogni lato	21

GIORNO 25 - Ripeti quattro volte

ESERCIZIO	RIPETIZIONI	NUMERO DI PAGINA
ALTALENA A CORPO INTERO	30 secondi	47
COLLO E ANCHE	7 ripetizioni per ogni lato	19
APERTURA COMPLETA	8 ripetizioni	57
ROCCIA IN MOVIMENTO	45 secondi	17
COMPRESSIONE E DISTENSIONE	6 ripetizioni per ogni lato (alternate)	49
TORSIONE	7 ripetizioni per ogni lato (alternate)	35
BABY STRETCH	7 ripetizioni	11

GIORNO 26 - Ripeti quattro volte

ESERCIZIO	RIPETIZIONI	NUMERO DI PAGINA
ROTAZIONE ESTERNA	7 ripetizioni	25
APERTURA ADDUTTORI	7 ripetizioni	27
ROTAZIONE A TERRA	6 ripetizioni	23
APERTURA PLANK	6 ripetizioni per ogni lato	65
RAGNO IN PIEDI	8 ripetizioni per ogni lato (alternate)	45
NECK RELEASE	6 ripetizioni per ogni lato (alternate)	55
ESTENSIONE LATERALE	7 each side	31
RILASCIO DELLO STRESS IN PIEDI	6 ripetizioni	43

GIORNO 27 - Ripeti quattro volte

ESERCIZIO	RIPETIZIONI	NUMERO DI PAGINA
APERTURA DELL`ENERGIA	8 ripetizioni	51
AQUILA	8 ripetizioni per ogni lato	15
SUPERMAN	7 ripetizioni per ogni lato	29
ONDA	10 ripetizioni	33
STELLA GLUTE BRIDGE	8 ripetizioni	41
CERCHIO RILASSANTE	8 ripetizioni	37
ROCCIA IN MOVIMENTO	45 secondi	17

GIORNO 28 - Ripeti una volta

ESERCIZIO	RIPETIZIONI	NUMERO DI PAGINA
CERCHIO DEL RAGNO	12 ripetizioni	39
GINOCCHIO AL PETTO	8 ripetizioni per ogni lato (alternate)	53
COLLO E ANCHE	8 ripetizioni per ogni lato	19
ROTAZIONE A TERRA	5 ripetizioni	23
COMPRESSIONE E DISTENSIONE	6 ripetizioni per ogni lato (alternate)	49
TORSIONE	8 ripetizioni per ogni lato (alternate)	35
ARCO A TERRA	4 ripetizioni	13
JUMPING JACKS	30 secondi	59

CONCLUSIONE

Ecco qui gli esercizi somatici e i loro incredibili benefici. Questi esercizi, se applicati con costanza, hanno benefici sia per il corpo che la mente.

Immagino che tu abbia notato che questi esercizi non riguardano solo il movimento; infatti, aiutano a rilassarti, a ridurre lo stress e a sentirti più connesso/a con te stesso/a.. Noterai sicuramente dei cambiamenti se continui a eseguirli regolarmente, seguendo il piano e le progressioni nel piano di 28 giorni.

Come menzionato all'inizio del libro, **per qualsiasi domanda o dubbio riguardante il piano di allenamento o gli esercizi, scrivimi a mertoncoreyfitness@gmail.com.**

Spero che questi esercizi continuino a farti sentire bene e in forma. Grazie per esserti unito/a a me in questo percorso verso una migliore salute fisica e mentale. Alla prossima!

www.ingramcontent.com/pod-product-compliance
Lightning Source LLC
Chambersburg PA
CBHW080919260726

48661CB00009B/3726